JN000094

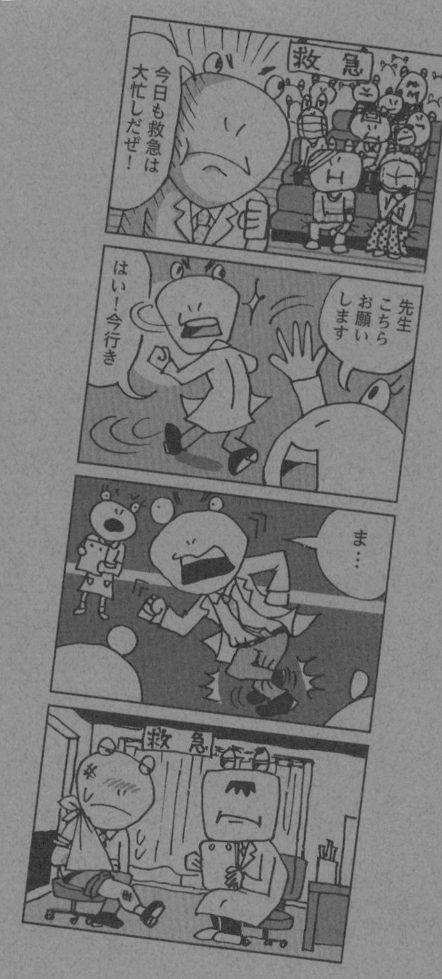
救急
今日も救急は大忙しだぜ！
先生こちらお願いします
はい！今行き
ま…
救急

EM Allianceの

# 知っ得、納得！ ER Tips

EM Alliance 著

# はじめに

比較的ライトな読み物らしき表紙だと思ってこの本を手に取っていただいた皆様、ありがとうございます。最初に申し上げておくと、この本は読みやすいですが、内容は「特濃」です。とにかく目次を見ていただければ早々に納得していただけると思いますので、とりあえず目次を見てやってください！ 特濃な内容になった経緯について以下にご説明します。

今からちょうど3年前、私がコラム連載をしている日経メディカル Onlineの担当編集である増谷彩さんからメールが来ました。
「Cadetto.jpで、若い先生に役立つ救急Tips的な連載を始めたいなあと思っているのですが、EM Allianceで連載を持つ、みたいなことってあり得ませんか……？」

EM AllianceはER型救急医学を志す人たちで構成されるNPO団体です。軽症から重症まで広くカバーするER型救急を日本で発展させたいという若手医師により設立され、2009年から活動しています。私自身は2013年から団体の運営に関わり、自分自身の学びと情報発信に力を入れてきました。救急医療現場では、エビデンスと経験的治療の間で、正解を見出しにくい問題に対峙することも多いです。困ったことが重なると、"医師の救急離れ"という大変悲しい現象につながるのではないかという個人的な危惧もあり、なんとしても増谷さんからの提案を実現化したいと思ったのでした。

早速EM Allianceの仲間に声を掛けたところ、賛同してくれる前のめりな姿勢のメンバーが集まりました。実は、ER型救急に関するしっかりとまとまった日本の教科書というのはいまだ大成されておらず、日々悩みながら診療しています。非典型例やレアケースへの対応、学校では教えてくれないであろう小技など、若手医師が求めている、そして自分たちも欲しいTips集を作り上げようということで、あれよあれよという間に、それぞれが持ち回りで原稿を書きながら連載していくことが決定しました。救急の最前線で働く医師が書く濃密なTipsは、メンバーからのピアレビューによりさらに濃縮されたアツい連載となり、好評をいただいて参りました。この本はそんなCadetto.jpでの連載を基に、知識や経験の集積として皆様の手元にお届けするものです。「知っ得、納得！ ER Tips」というタイトルは、知っとくと得するし、実際の診療でその知識が活かされれば、そういうことだったのかと納得していただける情報を発信すべくつけたつもりです。ぜひお手元に置いていただき、お役立ていただければ幸いです。

刊行に当たり、貴重な機会を頂いた日経BPの皆様にお礼申し上げるとともに、夢と若さと情熱にあふれる仲間達、特にプロジェクトリーダーとしてエネルギッシュなメンバーをまとめて書籍化まで調整してくれた近藤貴士郎先生、そしてこの本を手に取っていただいている皆様に感謝いたします。

2021年2月　　薬師寺 泰匡

# EM Allianceとは？

## 夢と、若さと、情熱で日本の救急医療を変える

EM AllianceはER型救急医学を志す者または実践する者による非営利団体です。

現在、日本の救急医療において「ER型救急」は認知度が高まり、興味を示す医師が増えてきています。とはいえ、ER型救急を目指しながらも孤軍奮闘している医師が多いのが現状です。そこで、そのような若手医師の横のつながりをつくり、意見交換・教育・研究を行う場としてEM Allianceは2009年に設立されました。

ウェブ上での教育コンテンツの配信やメーリングリストでの情報交換、年2回のmeetingを主な活動としています。

2017年に特定非営利活動法人（NPO法人）に認定され2019年には設立10周年を迎えました。これからもEM Allianceは救急医療に従事する皆さんへ有益な情報を発信し、つながりの機会も提供できるよう活動していきます。

EM Allianeウェブサイト　https://www.emalliance.org/

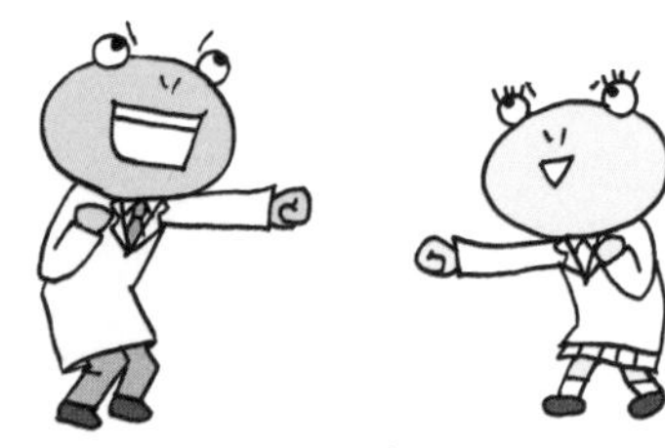

## 筆者一覧

（五十音順）

後藤 緑
名古屋大学医学部附属病院救急科

近藤 貴士郎
名古屋医療センター救急集中治療科

関根 一朗
湘南鎌倉総合病院ER／救急総合診療科

武部 弘太郎
京都府立医科大学救急医療学教室

竪 良太
東京ベイ・浦安市川医療センター救急集中治療科

中山 由紀子
沖縄県立中部病院救命救急センター

花木 奈央
大阪大学医学系研究科公衆衛生学教室

船越 拓
東京ベイ・浦安市川医療センター救急集中治療科

宮本 雄気
東京大学公共健康医学専攻／京都府立医科大学救急医療学教室

森川 美樹
順天堂大学医学部附属浦安病院救急診療科

森 祐樹
Queensland Health, Emergency Medicine

薬師寺 泰匡
薬師寺慈恵病院

山本 一太
沖縄県立中部病院救命救急センター

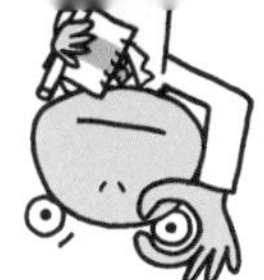

# Contents

## 第3章 マイナー救急に関するER Tips



## 第4章 特徴的な患者を診るときのER Tips



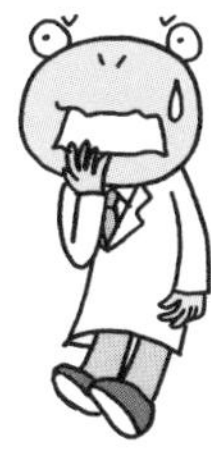

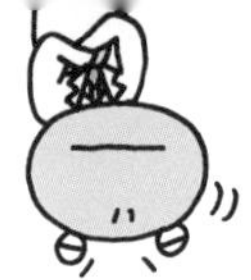

## 第5章 明日試したいER Tips ～手技編～



## 第6章 明日試したいER Tips ～小技編～



## 第7章 マネジメントに役立つER Tips

## 第8章 災害時に役立つER Tips



## 第9章 その他のER Tips



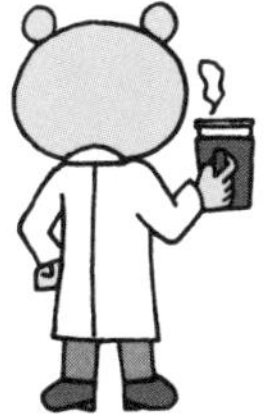

第1章

# 外傷や外科に関する ER Tips

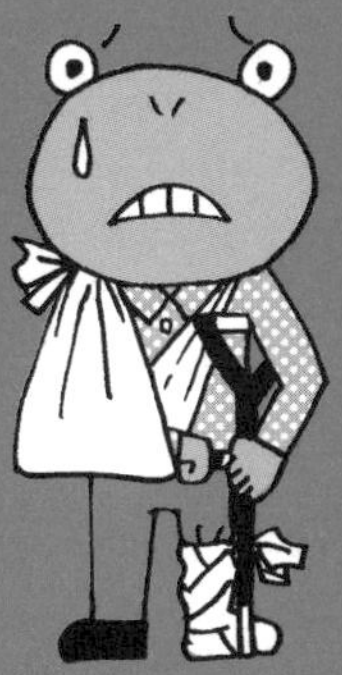

# 遭遇率はトップクラス 脳振盪の評価と対応は？

AIM

- 脳振盪の初期評価を知る
- スポーツ中に生じた脳振盪への対応を知る
- 脳振盪の患者を日常生活へ復帰させる手順を知る
- 脳振盪が及ぼす後遺症を知る

救急外来では様々な患者の対応をしますが、その中でも「頭を打った」という主訴の頻度は上位に入るのではないでしょうか。中には頭部や顔面に外傷があるにもかかわらず、頭を打ったことを覚えていない患者もいます。また、違う主訴で来院されていても、問診により頭を打っていたということが判明することもあります。日常診療の中で脳振盪の患者を診る機会は多いと思いますが、皆さんはどのように対応していますか。改めて脳振盪への対応をしっかり理解しましょう。

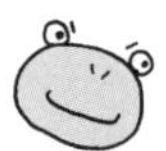

## そもそも脳振盪とは？

脳振盪とは頭頸部に外傷が加わった際に生じる脳機能障害で、「意識消失の有無を問わない外傷による精神変容」や「生体力学的に生じた、意識消失を含む見当識や記憶の変化など脳機能異常に伴う症状」などと定義されていますが[1)]、明確な診断基準はありません。単に一過性の意識障害や健忘のみを指すわけではなく、症状も頭痛のみのパターンから、意識消失、記憶喪失、性格変容などの精神・認知機能異常を来すパターン、めまいなどの平衡感覚異常を来すパターンと様々で、症状の持続期間も数分から数時間となっています。画像上は、明らかな異常所見は認められません。病態生理学的には、受傷により脳細胞の代謝異常が生じ、脳血流量の減少や軸索損傷が引き起こされます。



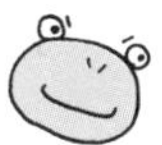

## 一般的な脳振盪の初期評価

頭部に外傷が加わった患者を診察する際には、頸椎を保護しつつ診療に当たります。GCS（Glasgow Coma Scale）で意識レベルを評価し、GCS13〜15であれば脳振盪の可能性を考慮します。図1 [1]に挙げた兆候がある場合は画像検査を施行します。

**図1 頭部外傷で画像検査を施行すべき兆候**

- 神経学的異常所見
- 痙攣
- 増悪する頭痛
- 頭蓋骨骨折を示唆する所見
- 繰り返す嘔吐
- 60歳以上
- 1分間以上の意識消失
- アルコールまたは薬物中毒
- 長引く前向性健忘
- 凝固障害
- 受傷2時間後のGCS<12

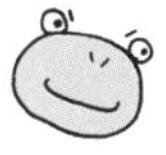

## スポーツのプレー中の脳振盪の初期評価

スポーツのプレー中に生じた脳振盪に関してはSCAT5（Sport Concussion Assessment Tool 5th edition）という脳振盪評価ツールに基づいて評価します[2]。まず、スポーツの場面で脳振盪を起こしたことが疑われる選手はプレーから離脱させます。そして、SCAT5にのっとり、次に挙げることを競技場内で評価していきます。

### ① すぐに救急車を呼ぶべきか

図2 [2)]に挙げた所見を認めたら、直ちに救急車を呼びましょう。

図2 プレー中の外傷で直ちに救急車を呼ぶべき所見

- 後頭部痛
- 意識消失
- 複視
- 進行する意識障害
- 四肢の脱力
- 感覚異常
- 嘔吐
- 増悪する頭痛
- 不穏
- 痙攣

### ② 脳振盪かどうか

図3 に挙げた所見が認められたら脳振盪の可能性があります。

図3 脳振盪の可能性のある所見

- 競技場で倒れて動かない
- 頭部に衝撃が加わった後すぐに起き上がれない
- 見当識障害がある
- 歩行困難、協調障害、平衡感覚障害がある
- 放心状態
- 顔面外傷あり

### ③ 認知機能はどうか

図4 に挙げたような質問をし、認知機能の評価をします。

図4 認知機能評価のための質問リスト

- 今日はどこの競技場に来ていますか？
- 今は前半ですか？ 後半ですか？
- 最後に点を入れたのは誰でしたか？
- 前回はどのチームと試合しましたか？
- 前回の試合は勝ちましたか？

そして、GCSにて意識状態を評価し、意識清明でなければ頸髄損傷の可能性を考慮して頸椎保護を継続します。意識清明で頸部痛がない場合は、頸椎の可動時痛の有無や四肢の筋力・感覚異常の有無を評価します。これらの評価により脳振盪の疑いがあると考えられる選手は、救護室もしくは医療機関で、より詳細な評価を受ける必要があります。



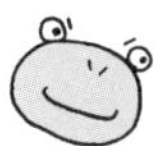

## 初期評価後の詳細な診察

救護室もしくは医療機関では、さらに詳細に症状を聴取し、認識能力（見当識、短時記憶、集中力）や神経学的所見を評価します。

### ① 問診

まず患者背景を聴取します。既往歴、内服薬、アレルギーなどいつも聴取している内容に加え、頭部外傷による入院歴や脳振盪の既往の有無、頭痛・めまい・学習障害・精神障害・ADHDの有無を確認します。

### ② 症状

SCAT5の評価表にある22項目の症状について **図5**、心拍数が安静時に戻った状態で患者自身に症状の程度を0〜6の7段階で評価してもらいます。

**図5 患者自身に評価してもらう症状22項目**

- 頭痛
- 頭重感
- 頸部痛
- 嘔気／嘔吐
- めまい
- 目のかすみ
- 集中力低下
- 想起障害
- 平衡感覚障害
- 倦怠感
- 混乱
- 眠気
- 寝つきが悪い（受傷直後であれば省略）
- 音への過敏性
- 光への過敏性
- 感情的になる
- 怒りっぽい
- 悲しくなる
- 不安に襲われる
- 活気がない
- すっきりしない
- いつもと違う感じ

### ③ 認識能力の評価

見当識や即時記憶、集中力を評価します。長谷川式簡易知能評価スケールのような検査です。即時記憶では関連のない5つの単語を記憶、復唱させ、これを同じ単語でさらに2回繰り返します。そして5分後にもう一度復唱させます。集中力の評価では、数字を読み上げ、逆から復唱させます。3つの数字から始まり、6つの数字までレベルアップしていきます。また、1年の12カ月を12月から11月、10月……と逆に言ってもらいます。

### ④ バランス機能の評価

まず、これまでの評価をスムーズに行えたか、後頸部痛・複視の有無や、指鼻試験・継ぎ足歩行検査を行って小脳協調運動障害の有無を確認します。その後、modified Balance Error Scoring System (mBESS) によりバランス機能を評価します。両足立ち、利き足ではない方での片足立ち、継ぎ足立ち（利き足を前に置き、もう一方の足をかかとにつけるように立つ）の3つの立ち方で、腰に手を当て、目を閉じた状態で20秒間キープできるかを確認します。それぞれの立ち方で、手を腰から離す、よろめく、倒れる、目を開ける、5秒以上体勢を維持できないということがあればエラーとし、カウントします。

以上、SCAT5について述べましたが、SCAT5はあくまでも脳振盪評価ツールであり、診断やプレーへの復帰を定める基準ではありません。SCAT5で特に異常がなくても脳振盪の可能性はあります。とにかく、脳振盪が疑われるプレーヤーは絶対にプレーに復帰させてはいけません。

SCAT5は13歳以上から適用され、5歳から12歳はChild-SCAT5にて評価します[3)]。通常のSCAT5と異なる点は、競技場内で記憶の評価を行わないことと、救護室などで詳細な評価を行う際には患児からの訴えのほかに、その親からの訴えも判断材料にすることです。

なお、SCAT5の内容を日本語で患者やコーチ向けにしたものを、日本臨床スポーツ医学会学術委員会脳神経外科部会が「頭部外傷10か条の提言」としてダウンロードできるように作成しています。医師が現場にいなくてもコーチや救護スタッフがこれらを基に病院を受診させることもあると思います。



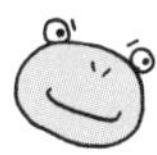

## 脳振盪の管理

脳振盪と診断後、「軽い脳振盪だから、ちょっと休んだらすぐに元の生活に戻ってもいいよ」なんて対応していませんか。脳振盪も甘く見ると大きな後遺症を残す可能性があります。脳振盪と診断後は患者に安静を指示します。アルコールや睡眠薬、非ステロイド抗炎症薬（NSAIDs）の服用を中止し、受傷後1〜2日は安静にします。テレビや携帯電話の操作も避けた方がよいでしょう。患者を1人にせず、症状の増悪がないか注意深く観察します。その後、症状の増悪がなければ、徐々に普段の生活に戻していきます。

小児や青少年の場合、学校生活へは**図6**[2)]のように段階的に復帰するのが望ましいとされています。各ステップは最低でも24時間空けるべきとされており、上記手順中に症状が増悪した場合は、その前のステップに戻ります。

**図6** 脳振盪後の学校生活への復帰の手順

| | |
|---|---|
| Step 1 | 日常生活における読書、テレビ、携帯電話の使用 |
| Step 2 | 宿題や読書などの自宅学習 |
| Step 3 | 短時間の学校生活への復帰 |
| Step 4 | 通常の学校生活への復帰 |

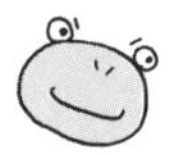

## second impact syndrome

上述のように段階的な復帰が望ましいとされる背景には、受傷後数週間は神経細胞の代謝や脳血流量が低下しており、神経細胞はさらなる傷害を受けやすい状態であることがあります[1)]。脳振盪後間もなく再度頭部に外傷を受けると脳腫脹が強く出るsecond impact syndrome（セカンドインパクト症候群）が生じる可能性があります。second impact syndromeは死亡率が30〜50%と高く、生存しても何らかの神経学的後遺症を残します[4)]。これらを防ぐためにもしっかり回復させてから日常生活に復帰させることが重要になります[5)]。

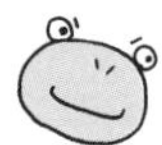

## 脳振盪後症候群

脳振盪症状が遷延することもあり、これを脳振盪後症候群といいます。症状は頭痛やめまいが多いですが、認知機能の低下や行動異常が生じることもあり、様々です。ほとんどが1〜2週間で改善を認めますが、数カ月以上症状が遷延する場合もあります。**表1** [1)]のような薬物療法やリハビリが効果的とされています。

**表1** 脳振盪後症候群に対する薬物療法

| | |
|---|---|
| 頭痛 | ● ファーストチョイスはNSAIDs |
| | ● 効果がなければトリプタン系薬も考慮 |
| | ● 吐き気も伴うようならメトクロプラミドやプロクロルペラジンマレイン酸塩を併用 |
| | ● 2週間以上頭痛が持続する場合はノルトリプチリン塩酸塩やアミトリプチリン塩酸塩などの三環系抗うつ薬を少量眠前に投与 |
| めまい | ● 塩酸メクリジンが効果あり |

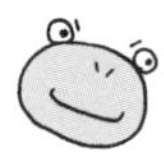

## スポーツへの復帰

スポーツへの復帰も下記のように段階的に行い 図7 [2]、同じく各ステップは最低でも24時間空けるべきだとされています。また、前述のsecond impact syndromeを避けるためにも受傷後10日は接触プレーを避けるべきだともいわれています[1]。軽い有酸素運動を開始する期間については、脳振盪後7〜10日ほどとなっていて、明確な基準はありません。ただし、症状なく通常の生活が送れるようになってから開始するのが大前提です。

**図7 脳振盪後のプレーへの復帰の手順**

| | |
|---|---|
| Step 1 | 軽い有酸素運動 |
| Step 2 | 種目特有の運動 |
| Step 3 | 接触しないトレーニング |
| Step 4 | 接触を伴う練習 |
| Step 5 | プレー復帰 |

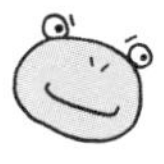

## 慢性外傷性脳症

慢性的に頭部に繰り返し外傷が生じると、性格変容、行動変容、運動障害が生じる慢性外傷性脳症を引き起こす可能性もあります。ボクサーに見られるパンチドランクがこの一種です。これらの症状は2年以上たってから生じます。また、脳振盪はうつ病やアルツハイマー病の発症に関与するという報告もあり[1]、頭部外傷を頻繁に起こすスポーツをしている人には長期的な観察が必要となります。

一見軽症と思ってしまいがちな脳振盪ですが、繰り返すことで大きな後遺症を残す可能性もあります。「症状がなくなったらいつも通りに生活しても大丈夫ですよ」とは言わずに、脳振盪後の対応について救急外来でもしっかり説明し、症状が持続したり段階的な復帰が困難な場合は脳神経外科にフォローを依頼してもよいと思います。　　　　（森川 美樹）

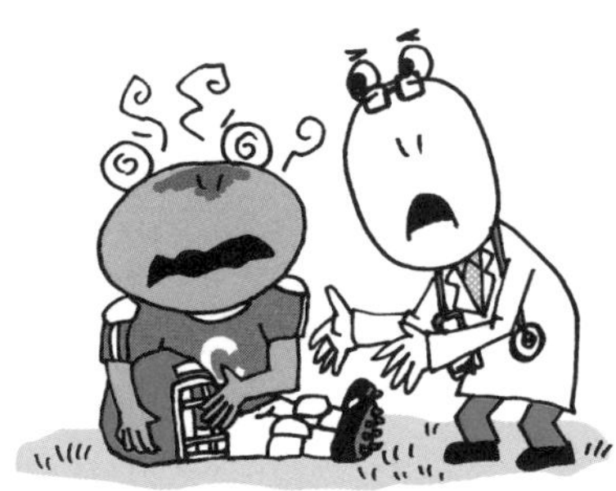

POINT

- スポーツのプレー中に脳振盪を疑った場合は直ちにプレーを中断させ、SCAT5を用いてしっかり評価する
- 脳振盪が疑われる場合はプレーへの復帰をやめさせる
- 神経所見は平衡感覚や認知能力も含めてしっかり評価する
- 脳振盪診断後は安静にし、段階的に日常生活に復帰させる
- 脳振盪を軽症と捉えずに、今後起こり得る病態を患者にしっかりと説明する

●参考文献

1）Mullally WJ. Am J Med. 2017;130:885-92.

2）Echemendia RJ, et al. Br J Sports Med. 2017;51:848-50.

3）Davis GA, et al. Br J Sports Med. 2017;51:859-61.

4）永廣 信治, 他. 神経外傷. 2013;36:119-28.

5）宮内 崇, 他. 日救急医会誌. 2014;25:191-200.

# 小児の軽症頭部外傷 頭部CT撮影は必要？

**AIM**

- **小児の軽症頭部外傷におけるリスク評価の方法を知る**
- **患者のリスクに応じて頭部CT撮影の要否を判断できるようになる**

**CASE**

5歳男児。公園で鉄棒にぶら下がって遊んでいたところ、手が滑り地面に落下。後頭部を打撲した。鉄棒は男児の胸の高さほどの子ども用の遊具で、男児の足は地面に着いていた。周囲にいた大人がその様子を目撃しており、打撲直後は激しく啼泣したが程なくして泣きやんだ。意識消失なし。打撲した所を冷やして様子を見ていたが、打撲部位が腫れてきたこと、受傷時に「ゴン！」と激しい音がしたことから心配になり来院。外出血なし、後頭部を触ると痛みを訴える。後頭部以外に外傷なし、手足の動きに左右差はなく、付き添いの母によると意識など普段の様子と変わりないとのこと。

今回のCASEのように、加わった外力もさほど大きくなく全身状態もよい頭部外傷患者の診察では、頭部CTを撮影するかどうか悩むことがあります。このような場合、どのように考え、対応すればよいのでしょうか。

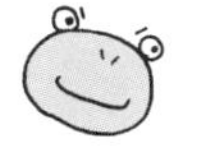

## PECARNって？

小児の軽症頭部外傷の臨床診断アルゴリズムには、米国の「PECARN (Pediatric Emergency Care Applied Research Network)」[1]、カナダの「CATCH (Canadian Assessment of Tomography for Childhood Head Injury)」[2]、英国の「CHALICE (Children's Head injury Algorithm for the prediction of Important Clinical Events)」[3]がよく知られています。これらは、日本小児神経外科学会の「小児頭部外傷時のCT撮像基準の提言・指針」[4]でも紹介されています。このうち、日本において安全に適応できると報告されているPECARNを紹介します[5]。

PECARNは、GCS (Glasgow Coma Scale) 14点以上の軽症頭部外傷例を対象に、患児を2歳未満または2歳以上18歳未満に分けて意識レベルや意識消失の有無、受傷機転などから頭部CTの推奨・非推奨を示しています[1]。PECARNの臨床診断アルゴリズムを 図1 [1]に示します。

PECARNに限らず、診断アルゴリズムを用いる際には対象としている患者の背景と、アルゴリズムの目的に注意が必要です。PECARNでは、GCS 13点以下の中等症・重症例や、受傷機転から加わったエネルギーがごく軽いと考えられる頭部外傷は除外されています。また、アルゴリズムの目的は「外科手術介入が必要となるもの、2泊以上の入院が必要となるような頭部外傷を検出する」ことにあります。したがって、PECARNで「頭部CT検査を推奨しない」とされているからといって「手術不要のごく少量の頭蓋内出血」や「1泊経過観察で済むような頭蓋骨骨折」を否定できるわけではありません。患者が心配することの多い「頭の中に何か起きていないか」という不安を完全に取り除けるわけではないため、丁寧な説明が必要です。

今回のCASEに当てはめてみると、受傷後の経過、現在の身体所見などからは頭部CTは必要ではないと考えられます。「ゴン！」と強い音がした受傷機転が「重篤」と判断されるかどうかですが、ぶらさがっていた鉄棒も患児の胸の高さでそれほど高くなく、足も地面に着いていた状態であったことなどから、「重篤な受傷機転」には該当しないと判断しました。

**図1** PECARNの臨床診断アルゴリズム

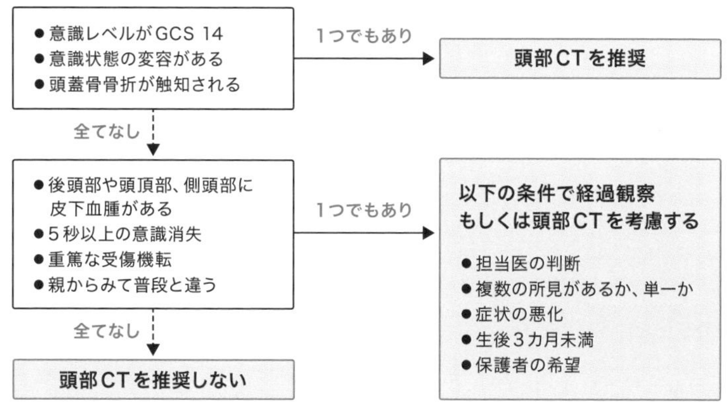


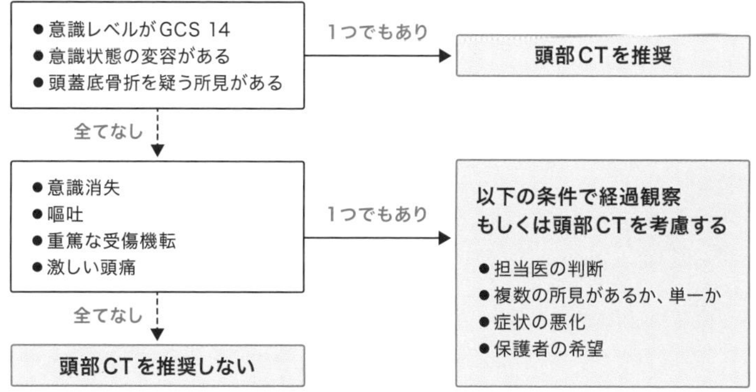


**PECARNにおいて頭部CTを推奨する受傷機転**

**＜転落・墜落の高さ＞**

・2歳未満：3フィート（約0.9m）以上の高所からの墜落
・2歳以上18歳未満：5フィート（約1.5m）以上の高所からの墜落

**＜重篤な受傷機転＞**

車外放出、同乗者死亡、横転事故、歩行者またはヘルメットのない自転車対車の事故、衝撃が強いもの

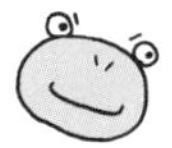

## 押さえておきたい被曝の問題

小児の場合、一部の放射線誘発性の癌に対して成人よりも脆弱であるため、被曝に関しては一層の配慮が必要です。頭部CT撮影による被曝線量は1〜3.5mSvですが、100mSv以下の低線量医療被曝でも固形癌・白血病の発症リスクが上昇するという最近の研究があります[6)]。診断アルゴリズムなどを用いてCT検査の必要性を検討するとともに、頭部CT検査を実施することのデメリットの1つとして保護者に説明しましょう。

検査が不要と判断したら、患者と付き添いの人（多くは保護者か教員）にその判断の根拠を説明します。帰宅する際も、自宅での経過観察の注意点を伝え、繰り返す嘔吐や意識の変容などがあればすぐに受診するよう説明し、その内容をカルテに記載します。説明文書が用意されている病院もあると思いますが、「小児頭部外傷時のCT撮像基準の提言・指針」にも説明文書の例が示されていますので参考にしてください[4)]。（花木 奈央）

**POINT**

- **臨床診断アルゴリズムの特徴を理解し、小児における頭部外傷患者のリスク評価を行う**
- **リスク評価に基づいて、頭部CT検査の必要性を判断する**
- **頭部CT不要と判断した場合は、その理由を丁寧に説明する**
- **帰宅の際に、再度受診する目安となる症状などを説明する**


●参考文献

1）Kuppermann N, et al. Lancet. 2009;374:1160-70.

2）Osmond MH, et al. CMAJ. 2010;182:341-8.

3）Dunning J, et al. Arch Dis Child. 2006;91:885-91.

4）日本小児神経外科学会「小児頭部外傷時のCT撮像基準の提言・指針」（http://www.jspr-net.jp/information/pht_revised.pdf）

5）Ide K, et al. Am J Emerg Med. 2020;38:1599-1603.

6）Mathews JD, et al. BMJ. 2013;346:f2360.

# 外傷患者に破傷風対策忘れていませんか？

**AIM**

- **破傷風予防の実際を知る**
- **積極的に破傷風予防を実践できるようになる**

外傷患者の診療では、診察や処置などやることがたくさんありますが、最後に何か忘れていませんか。そう、破傷風対策です。傷が汚い時だけ注意すれば大丈夫だと思われがちですが、本当は全ての外傷患者において留意しなければならないのです。

**CASE**

50歳男性。オートバイ乗車中にスリップして転倒した。精査の結果、顔面・左前腕・両下腿の擦過傷の診断。創傷の洗浄を行い、被覆材にて保護。破傷風の予防接種歴がなかったため、破傷風トキソイドを投与。1カ月後と1年後に破傷風トキソイドの追加接種を指示し帰宅となる。

破傷風はご存知の通り破傷風菌（*Clostridium tetani*）が産生する毒素によって強直性痙攣を引き起こす感染症で、重症例では呼吸筋麻痺により窒息死します。報告されている患者数は1990年以降年間数十人と多くありませんが、致死率は20～50％と高いです。世界的には新生児感染症ですが、日本ではほとんど成人、特に中高齢者で発症します[1)]。

破傷風菌は土壌に芽胞として存在し、その芽胞が創傷部位から体内に侵入し感染します。基本的には汚染創が契機となりますが、汚染がひどくない創からの感染も報告されています[2)]。つまり、傷の見た目から破傷風が発症する可能性を判断することはできないのです。

世界保健機関（WHO）や米国疾病管理予防センター（CDC）では、成人が定期的に接種すべき予防接種の1つとして破傷風トキソイドを挙げています[3、4)]。つまり、外傷の有無にかかわらず、接種することが望ましいということです。さらに、全ての創傷において破傷風発症のリスクを考慮しなければならないとされています[5)]。

国内で予防接種法に基づく定期予防接種を受けている場合は、乳幼児期に基礎免疫をつけ、さらに11〜12歳ごろに1回接種し、追加免疫を獲得しています[1)]。破傷風抗体は約10年で発症防御レベルである0.01 IU/mLを下回るとされているため、その後は10年ごとの追加接種が望ましいとされています[6)]。しかし1968年以前は、破傷風は定期接種項目に含まれていませんでした。実際に破傷風抗体保有率の調査では、若い世代では抗体保有率が90％以上であるのに対し、1968年生まれの世代を境に30％以下へと顕著に低下しています[6)]。破傷風患者が中高年に多いのは、このためでもあります。

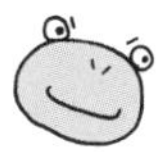

## 創傷の破傷風対策

破傷風トキソイドを接種するべき条件を 図1 に示しました。最終接種から10年以内は破傷風を予防する効果が保持されます。しかし汚染創が生じた場合は、抗体を破傷風治療可能レベルまで上げる必要があるため、最終接種より5年以内というのを指標としています[4)]。

前述の通り、幼少期の予防接種によって破傷風に対する基礎免疫がある人は20歳前後までは免疫があります。そのため、それらの人には破傷風トキソイドを接種する必要はありません。基礎免疫があり、20歳以上で追加

図1 破傷風トキソイド接種の条件

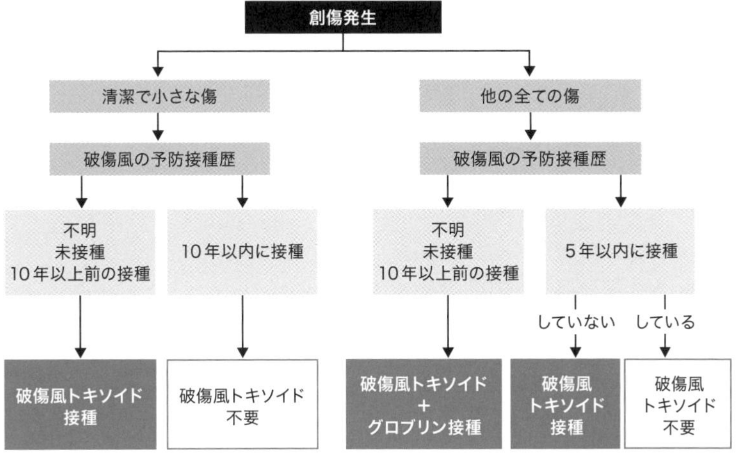


接種する場合は1回接種で10年有効ですが、未接種の人に対しては基礎免疫をつける必要があるため、初回接種から3〜8週間後と1年〜1年半後に追加接種する必要があります[7)]。今回のCASEでは、破傷風予防接種歴がなかったため、1カ月後、1年後に追加接種を指示しました。ただし、清潔な傷に対して破傷風の予防目的で接種する破傷風トキソイドは、場合によって保険外診療、つまり全額自己負担となることもあります。清潔な傷と汚染創の違いは 表1 のようにまとめられています[8, 9)]。

救急外来は破傷風対策の重要性を伝える絶好の場です。破傷風予防の必要性を訴えましょう。特に土木作業員、動物を扱う職種、バイク愛好者など、創傷を生じる可能性の高い人には積極的に予防接種を勧めてください。また、前述の通り1968年以前に生まれた人は破傷風抗体を持っていないことが多いため、この人たちにも積極的に勧めましょう。もし夜間当直中に破傷風トキソイドがなかった場合は、近日中に破傷風トキソイドが接種できる病院への受診を勧めてください。皆さんの小さな行動が日本の破傷風患者の減少につながります。破傷風対策、ぜひ今一度見直してみてください。

（森川 美樹）

**表1 清潔な傷と汚染創の違い**

| | 清潔な傷 | 汚染創 |
|---|---|---|
| **発症時間** | 6時間未満 | 6時間以上 |
| **形態** | 切創、擦過傷 | 裂創、挫創、剥離創 |
| **深さ** | 1cm未満 | 1cm以上 |
| **発生機序** | ナイフやガラスなど鋭いもの | 銃創、圧挫傷、熱傷、凍傷 |
| **感染兆候** | なし | あり |
| **組織の壊死兆候** | なし | あり |
| **異物の混入** | なし | あり |
| **血管・神経障害** | なし | あり |

**POINT**

- 破傷風は、患者数は少ないが致死率は高い
- 創傷発生時の破傷風トキソイド接種の必要性は、汚染創かどうか、接種歴によって異なる
- 1968年以前に生まれた人、創傷を生じる可能性のある人には積極的に予防接種を勧める

●参考文献

1）国立感染症研究所「破傷風とは」
（https://www.niid.go.jp/niid/ja/kansennohanashi/466-tetanis-info.html）

2）伊原史英，他．日本耳鼻咽喉科学会会報．2014;117:41-5.

3）World Health Organization. Vaccine. 2018;36:3573-5.

4）Kretsinger K, et al. MMWR Recomm Rep. 2006;55:1-37.

5）Prevaldi C, et al. World J Emerg Surg. 2016;11:30.

6）国立感染症研究所「成人への破傷風トキソイド接種」病原微生物検出情報．2009;30:71-2.

7）沈降破傷風トキソイド「生研」添付文書（田辺三菱製薬株式会社）

8）American College of Surgeons Committee on Trauma「Prophylaxis Against Tetanus in Wound Management」

9）国立感染症研究所「外傷後の破傷風予防のための破傷風トキソイドワクチンおよび抗破傷風ヒト免疫グロブリン投与と破傷風の治療」病原微生物検出情報．2002;23:4-5.

# かまれたら危ない動物って？ 動物咬傷はどう対応する？

AIM

- 動物咬傷の感染リスクを評価できるようになる
- 抗菌薬の予防投与、縫合の必要性について知る

動物咬傷は、全国調査があるわけではないので真の発生率は定かではありませんが、一般的にはイヌ咬傷が最も頻度が高く、次いでネコやヒトが多いとされています。その他には、ヘビやクマ、キツネ、アライグマなどの報告があり、季節や地域によって差があると思われます。動物咬傷は適切に治療されないと感染によって整容的・機能的な障害を残す可能性があります。動物咬傷の中でもよく遭遇するイヌ、ネコ、ヒトによる咬傷の一般的な対処方法を知っておきましょう。

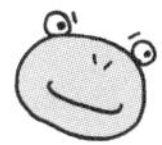

## 最も頻度の高いイヌ咬傷

イヌ咬傷は動物咬傷の中で最も頻度が高いとされています[1)]。患者の半数は子どもといわれており、5〜10歳をピークに発生率は減少します[2)]。ほとんどが飼い犬による事故で、大型犬に頸部をかまれて亡くなった事例も報告されています。イヌ咬傷の発生率は夏場に増加し、受傷箇所は上肢が半数を占めますが、子どもは顔や頭、首をかまれることが多いのが特徴です。手の咬傷は腱鞘炎、膿瘍形成、骨髄炎、敗血症性関節炎の原因となり、顔面への創傷は整容面で問題となることがあります。イヌは歯がそれほど

細く鋭いわけではないため、刺創や裂創になるよりも、擦過や圧挫の強い創を形成することが多く見られます。さらに、組織の挫滅が強くなるため注意が必要です。

イヌ咬傷全体の感染率は3～20％で、比較的リスクが低いとされていますが、手の咬傷に限ると、28～48％と高い感染リスクが報告されています。一方で、顔面や頭皮の咬傷は血流が豊富なため感染リスクが低いとされます。創傷の種類も感染割合に影響しており、刺創の方が剥離や裂傷よりも感染リスクが高く、感染した場合、30％は膿瘍形成を伴わない軟部組織感染症となりますが、58％は膿汁を認め、12％は膿瘍形成を伴います[2)]。

イヌ咬傷による感染症の原因菌は通常複数であり、イヌの口腔内常在菌、一般環境にいる微生物、患者の表皮常在菌の混合であることが多いです。イヌ咬傷では、好気性菌と嫌気性菌の混合感染を生じますが、最近の研究では嫌気性菌であるパスツレラの関与が多いとされ、感染したイヌ咬傷の約半数に上ることが分かっています。その他の一般的な好気性菌には、*Streptococcus*、*Staphylococcus*、*Neisseria*、*Corynebacterium*、*Moraxella*などがあります。一方で嫌気性菌には、*Fusobacterium*、*Bacteroides*が含まれます[2)]。特に気を付けなければならないのは*Capnocytophaga canimorsus*です。イヌの口腔内常在菌で、動物との密接な接触でも感染するといわれています。ネコの口腔内常在菌でもありますが感染源となるのは90％がイヌとされています。中年男性の感染が多い傾向があり、アルコール依存症、脾臓摘出術、免疫抑制などが主なリスクとなっています。

イヌ咬傷による感染症の最も一般的な初期症状は発熱で、嘔吐、下痢、腹痛、頭痛などが随伴します。約3分の1の症例に紫斑病変が認められるのが特徴です。これらの皮膚病変は、最大15％の患者で末梢性壊疽に進行することがあり、低血圧、腎不全、呼吸不全やDICを伴う敗血症へと進展します。また、*Capnocytophaga canimorsus*による心内膜炎や髄膜炎も報告されています。

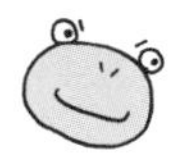

## 感染リスクの高いネコ咬傷



ネコによる咬傷は哺乳類で2番目に多いとされます[2)]。イヌと異なり、若年女性に多く見られるのも特徴です。その他の特徴はイヌと同様で、分布は上肢、特に手と指に多いとされ、頭部と頸部、下肢、体幹が続きます。ネコは歯が細くて鋭くかむ力が弱いため一般的には刺創を形成します。皮膚の損傷は小さく、表面の傷はすぐに治ってしまう一方、深部に細菌が閉じ込められるため感染のリスクは高くなります。

ネコ咬傷はイヌ咬傷よりも感染リスクが高く、感染率は60〜80%程度とされています。この理由として、ネコ咬傷が刺創になりやすいこと、咬傷の部位が手である割合が高いこと、患者の年齢が高いこと——などが挙げられます。イヌ咬傷と同様に感染の原因菌は*Streptococcus*、*Staphylococcus*、*Pasteurella*とされますが、その他にも多菌種が関与するとされています[2)]。特に気を付けなければならないのは*Pasteurella multocida*です。軟部組織感染症が最も多いのはイヌ咬傷と同じですが、歯が鋭く長いため、22%が腱鞘炎、15%が骨髄炎または感染性関節炎を呈するとされ注意が必要です[2)]。

最も一般的な初期症状は、急速進行性の蜂窩織炎で、局所性リンパ節腫脹をしばしば伴います。局所合併症としては、腱鞘炎や感染性関節炎、骨髄炎で菌血症を呈すると死亡率が高いです[3)]。

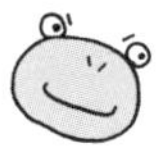

## 丁寧な病歴聴取が必要なヒト咬傷

ヒト咬傷はけんかによるものが多く、それに合致するように10〜40歳の男性に多く見られます[2)]。他の動物咬傷と異なり、正確な受傷機転を本人が秘匿することがあるため、病歴に不自然な点がないかなど丁寧に聴取する必要があります。相手の顔面を殴ったときに握りこぶしが歯に当たって生じる、中手指節関節（MP関節）背側の損傷はヒト咬傷の特徴的な所見です。感染のリスクも高いため、こうした傷を見たときはヒト咬傷を必ず鑑別に入れるようにしましょう。

通常の咬傷は挫滅も小さく、ネコ咬傷のように深い刺創になることがないため感染リスクは低いといわれています。しかし、MP関節背側の握りこぶし損傷は大きな力が加わるため深部構造に損傷が及んでいることが多く、骨・腱損傷や関節包の損傷もまれではありません。こうした背景から、骨髄炎（16%）、敗血症性関節炎（12%）、腱鞘炎（22%）などを合併しやすいです。

原因菌は多くの動物咬傷と同様に多菌種による混合感染で、*Staphylococcus*、*Streptococcus*、*Corynebacterium*、*Fusobacterium*が一般的な病原体です。中でも*Eikenella corrodens*は多くの抗菌薬に耐性があるため注意が必要です[2)]。

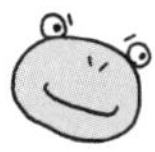

## 動物咬傷の評価と治療

イヌ、ネコ、ヒトの咬傷に共通した評価の原則として、受傷時間などの詳細な病歴を聴取すること、軟部組織以外（関節包や骨、腱など）の損傷がないかを念入りに確認すること、異物（歯や砂利など）が残存していないか十分に検索すること——が挙げられます。

咬傷による軟部組織損傷の治療をする上では、感染の管理をどう行うか、閉創するかどうかを考えなくてはなりません。

イヌ、ネコ、ヒトの咬傷に対する予防的抗菌薬に関するコクラン・レビューでは、抗菌薬はイヌやネコの咬傷後の感染リスクを低下させないと結論付けられました。しかし、手指咬傷のサブ解析では感染率は抗菌薬によって有意に低下することが示されています[4)]。ただし、効果は限定的で、抗菌薬よりも十分な洗浄が効果的であることが知られています。なお、抗菌薬の予防投与は受傷後3時間以内に投与を開始し、3～5日間投与するのが理想とされています。

感染症のリスクが最も高い創傷はいくつかの要素があるといわれており、

**図1** に示した要素のいずれかに該当する場合は抗菌薬の予防投与を行うのがよいと思われます。

**図1 感染症のリスクが高まる要素**

- 手、足、性器、または関節面に及ぶ咬傷
- ネコやヒトによる咬傷
- 脾臓摘出後や免疫不全患者
- 適切なケアを受けずに12時間以上経過した創傷

投与する抗菌薬は、前述した起炎菌を念頭に置くと、アモキシシリン・クラブラン酸（オーグメンチン®）が最も適切と考えられます。感染が既に成立している場合も、もちろん抗菌薬投与が必要です。全身状態が良好であれば内服で管理可能ですが、敗血症を呈していたり関節包や骨、深部筋膜にも及んでいたりする場合は、入院の上、適切な全身管理と専門科のコンサルトを行いましょう。

腱、関節、深部筋膜、または主要な血管系が関与している創傷は専門科のコンサルトが必須です[5)]。咬傷でも縫合した方が治療期間や整容面で優れていると思われますが、感染リスクを考えると縫合ができる創傷は限られるでしょう。例えば、顔面や頸部のイヌ咬傷。挫滅などから整容面への影響が大きい一方で、感染のリスクが低いため、十分な洗浄を行った上で、受傷後6〜8時間以内で感染の兆候がなければ、縫合することが可能と考えられます。また、自然閉鎖を待てないような大きな創部で、感染の兆候がない場合には皮下のデッドスペースを最小限の吸収性縫合糸で閉鎖することは可能かもしれません。

（舩越 拓）

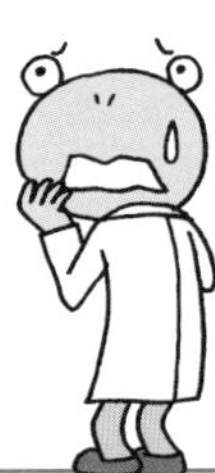

**POINT**

- 咬傷は外傷管理だけでなく感染症のリスクについて評価する
- ネコやヒトの咬傷はイヌ咬傷よりも感染リスクが高いため注意が必要
- アモキシシリン・クラブラン酸は、イヌ、ネコ、ヒトの咬傷に対する予防的抗菌薬の第一選択
- 咬傷を閉鎖するかどうかは創傷感染と美容的な問題を天秤にかけて決定する

●参考文献


1) Bula-Rudas FJ, Olcott JL. Pediatr Rev. 2018;39:490-500.

2) Centers for Disease Control and Prevention. MMWR Morb Mortal Wkly Rep. 2003;52:605-10.

3) Dire DJ. Ann Emerg Med. 1991;20:973-9.

4) Medeiros I, Saconato H. Cochrane Database Syst Rev. 2001;(2):CD001738.

5) Chen E, et al. Acad Emerg Med. 2000;7:157-61.

# 意外と対応が難しい……骨折を疑ったら？

AIM

- 骨折の評価に必要な問診項目と診察の注意点を知る
- 骨折が否定できない場合の救急外来での対応を知る

救急外来を受診する患者の10～20％が整形外科的疾患であるとされています。救急医療に携わる上で、整形外科医でなくとも骨折を疑う患者に出会うことは多いでしょう。一方で、単純X線検査をオーダーしたものの読影に自信がなかったり、整形外科医がいなかったりする場面ではどのように対応すべきか悩むこともあるのではないでしょうか。

救急外来で骨折が見落とされる理由としては、単純X線写真の撮影方向や読影ミスのほかに、症状が分かりづらい骨折の存在などがあります。単純X線写真で明らかな骨傷がない場合、骨折ではなく打撲や軟部組織損傷だと思われがちですが、X線検査やCT検査でも判断できない骨折があります。そのため、骨折の診断には、受傷時の状況、受傷後の経過、現在の身体所見についての総合的な情報収集が必要です。

それでは、骨折が疑われる患者の対応を確認していきましょう。なお、実際には骨折だけでなく、軟部組織損傷や感染、脱臼・亜脱臼の可能性もしっかり評価しなければなりませんが、ここでは骨折の評価にポイントを絞って解説します。

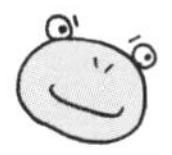

## まずは問診、加わった外力を詳細に

整形外科的な外傷を診察する上では、受傷機転やどのような外力が加わったかがとても重要になります。外傷がない場合は、感染、腫瘍、骨粗鬆症に伴う病的骨折を考えなければなりませんが、ほとんどの骨折が外傷により生じます。外傷がある場合、どのような外力が加わったかを詳細に聴取しましょう。大きな外力であれば年齢にかかわらず骨折を念頭に置いて診察しますが、小児や高齢者では軽度〜中等度の外力でも骨折を疑う必要があります。交通外傷であれば、スピードやシートベルト装着、エアバッグの作動、事故の状況（衝突、横転や乗り物の破損状況など）を確認しましょう。

外力は大きさだけでなく、その方向も重要です。回旋力がかかると関節の靱帯の付着部に骨折（剝離骨折）が生じる可能性もあります。また、墜落など両足から垂直方向に外力が加わった場合は踵骨、距骨、脛骨遠位端、膝関節、股関節、椎体の骨折を考慮しましょう。外傷診療では、意識消失や痙攣など先行する内科的疾患の有無も確認が必要です。

骨の強度には年齢が大きく影響するため、患者の年齢も必ず確認しましょう。15歳以下および55歳以上は骨の強度が弱く、小児の成長板は、靱帯よりも弱く骨よりも柔らかいため曲がりやすいです。高齢者は、構造上弱い骨に骨粗鬆症を伴うことが多いので、小さな外力で骨折を生じます。このような骨の特徴の違いから、同じ外力でも年齢によって異なる損傷が生じます。例えば、膝を外反するという外力でも小児では大腿骨遠位端の成長板断裂、青年では内側側副靱帯損傷、高齢者では脛骨高原骨折を生じることが多いです。この他にも重要な問診項目があるので、参考にしてみてください **表1**。

**表1 重要な問診項目とそのポイント**

| 問診項目 | ポイント |
|---|---|
| 受傷機転 | 加わった外力の大きさや方向 |
| 受傷後の経過 | 痛みが生じるまでの時間、受傷後歩行できたか |
| 既往歴 | 同部位に外傷の既往があるか、癌（病的骨折の可能性）や末梢神経障害（痛みを訴えにくい）の既往があるか |
| 内服薬 | 経口ステロイド薬や免疫抑制薬、抗リウマチ薬、ビスホスホネートなどに注意 |
| 職業や利き手 | 治療法の選択や治癒過程の参考にする |



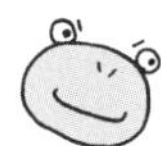

## 診察は疼痛部位以外も丁寧に

目立った外傷に惑わされずに、まずは頭部や頸部、体幹など致死的外傷の有無を確認しましょう。次に、四肢にとって致命的な循環・神経障害の有無を確認し、その後詳細な観察に移ります。問診で得た情報を参考に、疼痛部位だけでなく骨折が疑われる損傷部位をしっかり診察しましょう。

視診では健側と比較して、アライメントや腫脹・皮下出血を確認します。着衣やシーネを外し、開放骨折を疑うような皮膚の損傷がないかよく観察しましょう。また、発赤や紅斑があれば、感染や炎症を考慮します。

受傷早期は腫脹よりも圧痛・自発痛が骨折の評価に欠かせないため、触診は重要です。健側または疼痛部位より離れた位置から触診を始め、最後に疼痛を訴える場所を診察します。疼痛部位を同定したら（疼痛部位の近位側に骨折があることもあります）、より末梢の循環障害の兆候、神経所見を必ず確認しましょう。コンパートメント症候群の発見のため、筋区画内圧を意識することも大切です。熱感を伴う場合は感染の可能性を考慮します。

最後に可動域の確認です。靱帯損傷や脱臼の評価のために必要となります。能動的可動域と受動的可動域の両方を確認しましょう。なお、明らかに骨折が疑われる場合は無理に動かすことで転位が増大する可能性があるため、単純X線検査を優先します。

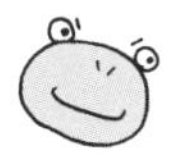

## X線で見つけにくい骨折もあるけれど

単純X線検査は、正面と側面の2方向撮影が原則です。正しい側面像でなければ転位など骨折を立体的に評価することができないので、側面像が垂直に撮影できているか必ず確認しましょう。部位によっては斜位などさらに方向を追加する必要があります。腰椎圧迫骨折を疑う場合は、側面像を臥位（非荷重）と座位／立位（荷重）で撮影し、椎体高の変化に注目しましょう。撮影範囲は広ければよいというものではなく、骨折を疑う部分にしっかりフォーカスできるとよいです。例えば、手関節と肘関節を撮影したい場合は、前腕の撮影で手関節と肘関節を含むのではなく、手関節と肘関節を別々に撮影します。小児には成長軟骨板があり、骨端骨折の評価が難しいため健側も同じ肢位で撮影するとよいでしょう。単純X線写真を読影する際には骨皮質を丁寧に追っていき、滑らかでない箇所があれば身体所見と併せて判断することが重要です。骨梁にも注目し、疼痛部位周辺に骨梁が不連続な部位がないかしっかり確認しましょう。また、骨だけでなく、軟部組織の腫脹の有無にも目を向けましょう。

全ての骨折が単純X線検査で診断できるわけではありません。舟状骨骨折や肋骨骨折、橈骨頭骨折、距骨骨折、大腿骨頸部骨折など単純X線検査では分かりにくい骨折もあります。舟状骨骨折、頸椎骨折、大腿骨頸部骨折は症状も分かりづらい骨折ですが、見落とすとその後の機能的予後に大きく影響するので注意が必要です。橈骨遠位端骨折、脊椎圧迫骨折、脛骨近位端骨折、橈骨頭・頸部骨折の見落としが多いという報告もありますので、これらを疑う所見がある場合は特に注意深く単純X線写真を読みましょう。単純X線検査で骨折が分かりにくい場合、可能であればCT検査で評価するのも1つですが、その際も水平断だけでなく、冠状断や矢状断と併せて評価しましょう。超音波検査での評価も近年注目されています。

また、骨折は1カ所とは限りません。骨折を1つ見つけたら別の箇所も注意深く読影しましょう。副小骨や正常変異を骨折と見誤ることもありますが、健側と比較すると分かりやすいです。

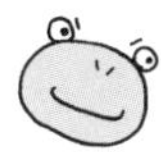

## 疑わしきは固定せよ、断言は禁物

開放骨折や循環障害・神経障害を伴う骨折、転位の大きな骨折を認める場合は整形外科医に直ちに相談しましょう。臨床的に骨折が疑われるものの、単純X線写真上で骨傷が明らかでない場合は、骨折はあるものとして固定し、翌日整形外科受診を指示するとよいでしょう。臨床症状があるならば救急外来で骨折を完全に否定することはできません。中にはMRI検査で初めて分かる骨折もあります。“疑わしきは固定せよ”です。その際は良肢位で固定しましょう。患者には「骨折はありません」とは断言せず、「明らかな骨傷は認めませんが、単純X線写真には写らないような小さな骨折がある可能性もあります」と伝えましょう。そして、改善しない痛みや徐々に増悪する腫脹・皮下出血・運動制限が見られる場合は1週間以内に整形外科を受診する、など具体的な受診基準を指示しましょう。骨折の治療は骨癒合開始前が望ましく、早期の専門医診察が大事です。　（森川 美樹）

**POINT**

- 骨折の診断は画像所見だけでなく、問診と身体所見が重要
- 骨折が否定できない場合は骨折はあるものとして固定し、翌日整形外科の受診を指示する
- 救急外来で「骨折はありません」と断言することは控える

●参考文献

1）Sayal A. Emerg Med Clin North Am. 2020;38:1-13.

2）池内一磨，他．中部整災誌．2010;53:843-4.

# ときには八百屋のように……大腿骨骨折の聴性打診

AIM

● **聴性打診でレントゲンで診断できない大腿骨骨折を疑ってみる**

熟練した八百屋は、熟成したスイカをその指先で知ります。子どもの頃、八百屋に並んだスイカをコンコンと打診して「コレが美味い！」とツウぶって遊んだものです。スイカの中身は切ってみないと見えないけれど、特殊な道具など使わずに、自分の指で弾いて奏でる音から中身を予想することに、カッコ良さを感じていました。

身体診察にも打診がよく用いられます。胸部では気胸や胸水の有無を判断し、腹部なら肝脾腫や尿閉の有無を判断します。救急外来で診療する医師で、打診をしたことのない方はいないのではないでしょうか。ここでは、胸部や腹部ではなく、骨折の打診について紹介します。

CASE

70歳女性。前日に尻もちをつくように転倒し、左股関節痛を自覚した。疼痛が徐々に悪化したため、救急外来を受診。疼痛部位周囲の骨に圧痛はないが、歩こうとするとやはり左股関節が痛い。単純レントゲンでは骨傷を指摘できなかった 図1。

**図1** 来院時の単純レントゲン

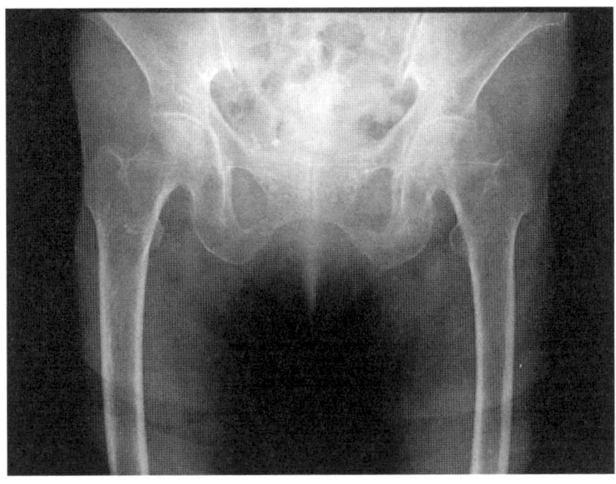



このCASE、どのように対応しますか。打撲傷と診断し、帰宅させてはいけません。必ずCT撮影を考慮しましょう。「高齢者に打撲なし」です。軽微な外傷でも骨折を疑うこと、そして単純レントゲンでは決して骨折を否定しないことが大切です。すぐにCT撮影できない場合も、患肢の免荷をした上で翌日の精査を計画しましょう。

実はこのCASE、大腿骨近位部骨折を疑って、CT撮影を行いましたが、CTでも骨傷を指摘できませんでした **図2**。このような場合は、「聴性打診(auscultatory percussion)」の出番です。膝蓋骨を打診し、股関節の中身、すなわち大腿骨の骨折の有無を判断してみましょう。

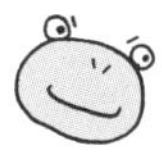

## 骨を伝う音を聴いてみよう

この聴性打診は、patellar-pubic percussion testとも呼ばれ、名前の通り、膝蓋骨を打診し、恥骨で大腿骨を伝わってきた音を聴くものです。

聴診器を恥骨に押し当て、両側の膝蓋骨を打診し、音の左右差を判断し

**図2 大腿骨近位部のCT画像**

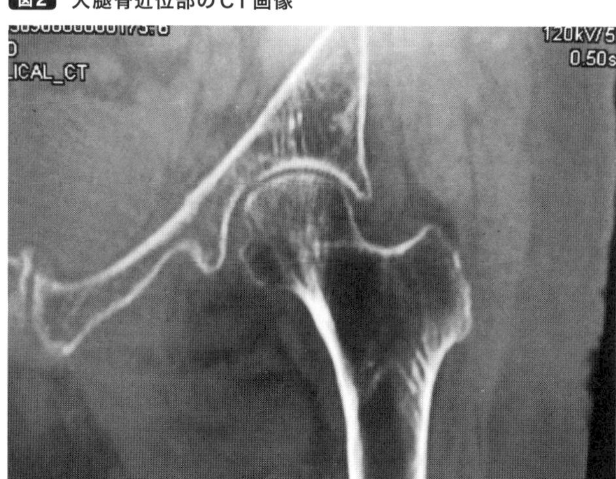


ます 図3 。患側で低くこもった音となったら陽性です[1]。

1846年に初めて報告された股関節の骨折を診断するための診察方法で、救急外来では、大腿骨近位部骨折に対して陽性尤度比6.73、陰性尤度比0.75との報告もあります[2]。

このCASEでは、聴性打診で患側が低くこもった音となったため入院としました。翌日撮像されたMRIで、左大腿骨頸部骨折が診断されました。

聴性打診は偽陽性・偽陰性も数%で起こる診察所見であり、これだけで骨折の診断や除外を勧めるものではありません。しかし、「聴性打診ってあったなぁ。やってみようかな」という発想があれば、股関節の痛みに困っている高齢者に、安易に打撲傷と診断することを避けることができます。もう一度患者の訴えに耳を傾け、身体を観察するきっかけにもなります。身体診察において大切なことは、裏技的な所見を覚えることばかりではありません。患者の身体で起こっていることを知るために、ベッドサイドで繰り返し患者に触れ、五感を駆使して患者の訴えに寄り添うことなのです。

（関根 一朗）

**図3** 聴性打診の様子

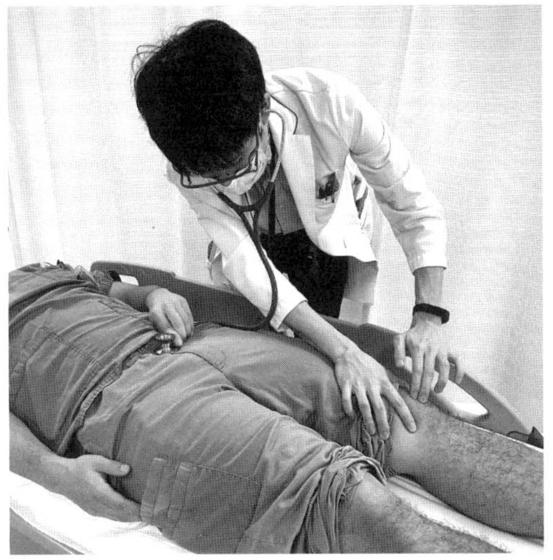



POINT

- 骨折の有無を判断する方法として聴性打診という方法もある
- 聴性打診の感度は100%ではない

●参考文献

1）Borgerding LJ, et al. J Man Manip Ther. 2007;15:E78-84.

2）Tiru M, et al. Singapore Med J. 2002;43:467-9.

# 明日からできる!<br>エコーで肋骨骨折を診断

### AIM

- 肋骨エコーの当て方を身に付ける
- 肋骨骨折のエコー所見を知る

### CASE

70歳女性。来院当日深夜2時ごろ、トイレに行こうとした際に自宅の廊下で転倒し、右側胸部を床にぶつけた。痛みが強いため、日中の救急外来を受診。

ER Tip 07のテーマは肋骨骨折のエコーです。皆さんは肋骨骨折をどのように診断していますか。症例とともに考えてみましょう。

受傷機転や身体所見から肋骨骨折を疑って、X線画像を撮ってみたものの、はっきりした骨折はなさそう。それでも肋骨に一致した圧痛は明らか。医師は「レントゲンで見る限りは明らかな骨折はなさそうですが、写真に写らないこともあるので、骨折している可能性もあります」と煮え切らない説明を繰り返し、患者もその家族も釈然としない顔で帰っていく……。筆者自身の研修医時代を振り返ってみると、このような場面が非常に多かったのを覚えています。

もちろん、感度・特異度が100%の検査はないので、「肋骨骨折の診断は臨床診断である」という原則に変わりはないのですが、肋骨骨折の診断にエコーを使えるだけで正診率がグッと上がります。

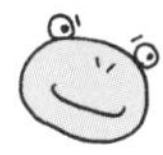

## 肋骨骨折にどんな検査を行う?



皆さんはどのような時に肋骨骨折を疑うでしょうか。高齢者の場合は、咳嗽など軽微なきっかけで肋骨骨折を来すこともありますが、ほとんどの場合は転倒などの外傷で受傷します。身体所見としては、肋骨に一致した圧痛や、深吸気での疼痛増悪などが有名です。

肋骨骨折の検索目的、気胸・血胸などの合併症除外のためにレントゲンを撮影することが多いかと思いますが、過去の文献ではレントゲンにおける肋骨骨折の感度は12〜23.7%といわれています[1, 2]。一方、エコーにおける感度は78〜80.3%です。この数字を見れば、レントゲンで骨折が曖昧な時には、「ちょっとエコーを当ててみるか」と思えるのではないでしょうか。ここからは具体的に、「どのように当てるか」について解説していきます。

### ① 肋骨を探す

プローブは周波数7〜12MHzのリニア型を用います。患者の体位は、患側を上にした側臥位にします 図1 。背側を含めて肋骨の全長をしっかり追うことができ、かつ骨折部への負担が少ないからです。

**図1 患者の体位**

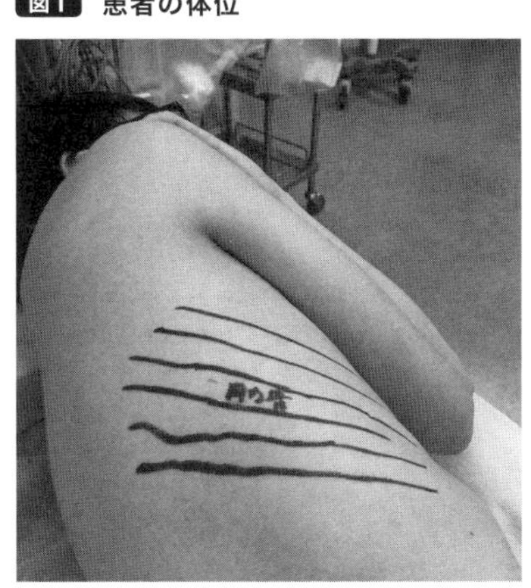

エコーで肋骨を探しましょう。痩せ型の患者では目視も可能ですが、分かりにくい場合は触診も併用し肋骨を同定します。肋骨と平行にプローブを当てた長軸像の正常肋骨は図2のように見えます。骨皮質が線状の高エコーを示し、その奥は超音波を通さないため陰影を引きます。胸膜も高エコーを示すため、間違えないように注意が必要です。胸膜の呼吸性変動や、短軸像での両者の位置関係図3（当然ですが胸膜の方が肋骨より深部にあります）を参考に肋骨を同定します。

**図2 長軸像の当て方（左）と見え方（右）**

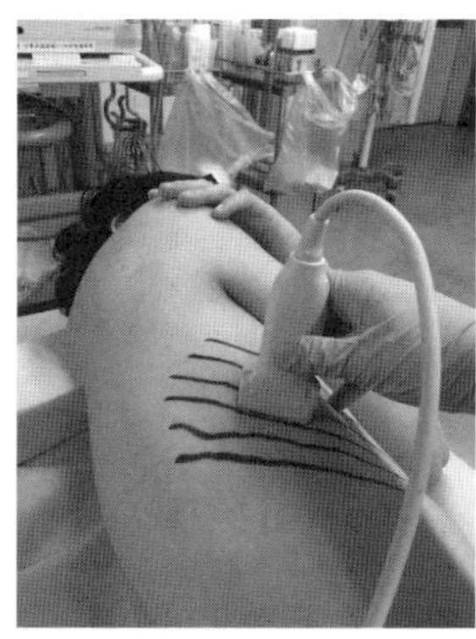

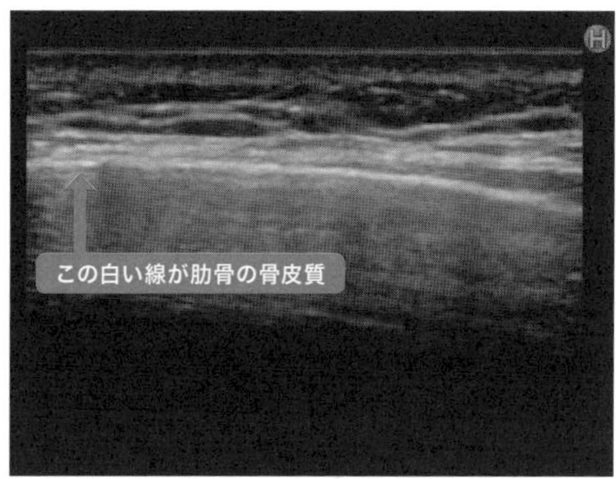


**図3 短軸像の当て方（左）と見え方（右）**

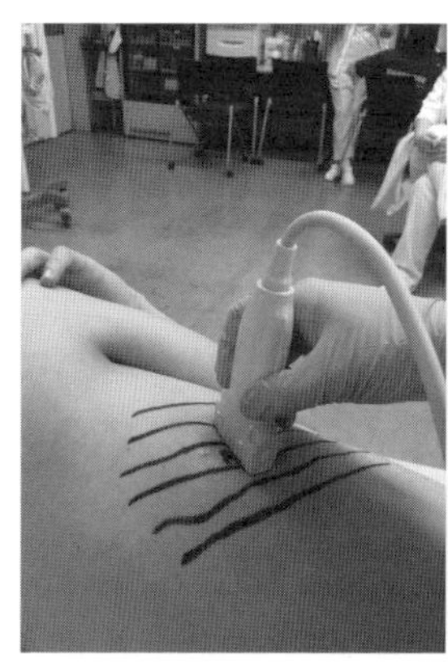

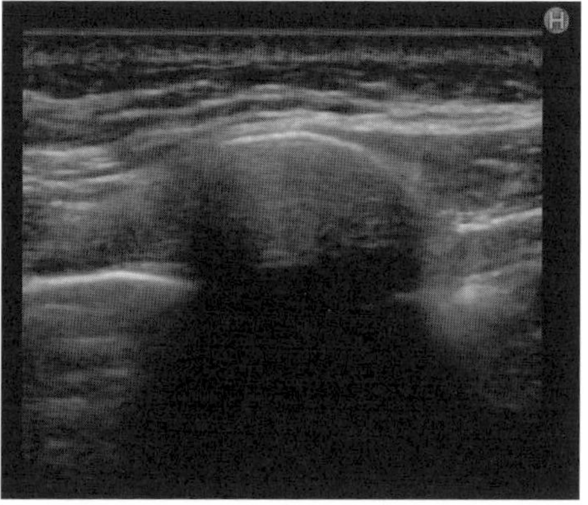

### ② 圧痛部分を中心に検索

肋骨を見つけたら、プローブを肋骨の長軸方向に当て、圧痛部位を中心に検索します。図4に示したのが典型的な肋骨骨折のエコー所見です。圧痛部位に一致した骨皮質の途絶、血腫を示唆するecho free spaceがあれば肋骨骨折であることが確定します。

### ③ 肋骨骨折に伴う合併症も検索

同時に、気胸や血胸など肋骨骨折に伴う合併症もエコーで検索できます。本筋から離れるので詳細は割愛しますが、肺エコーで気胸を示唆する所見（ER Tips 16参照）、血胸を示唆する胸腔内のecho free spaceを検索します。下位肋骨の骨折では肝腎脾などの実質臓器損傷を念頭に置き、FAST（Focused Assessment with Sonography for Trauma）を繰り返すなどして腹腔内出血を見逃さないように特に気を付けましょう。

図4 典型的な肋骨骨折のエコー所見
（提供：宮崎整形外科医院院長 宮崎憲太郎氏）

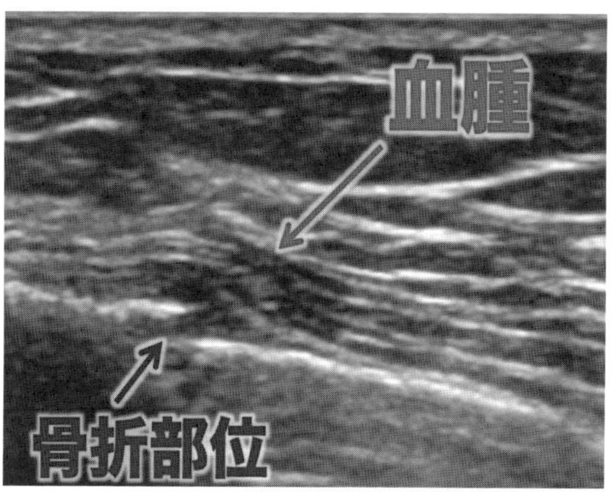

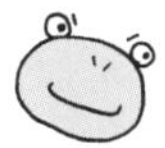

# 肋骨骨折は1カ所とは限らない

骨折部位は1カ所とは限りません。連続する数本の肋骨が骨折していることもあります。毎回全ての肋骨を観察する必要はありませんが、圧痛部位に1カ所骨折を見つけても、これで終わりだと油断せず、その肋骨の全長と、上下の肋骨もしっかり観察してください。3本以上の多発肋骨骨折は入院も考慮されます。

もちろん、エコーで明らかな骨折線がなくとも、肋骨骨折を完全には否定できません。骨折部位をうまく描出できない理由として、肥満、皮下気腫などがあります。

また、鎖骨下や肩甲骨下の肋骨骨折は構造的に観察できません。骨折の可能性はゼロではないこと、後日見つかることがあること、多くは鎮痛だけで自然に良くなることを説明しなければならないのはこれまでの通りです。

さっそく肋骨にエコーを当てたくなったのではないでしょうか。エコー検査はそれほど侵襲的なものではありませんし、「聴診器のように気軽に当てるべし」という言葉もあります。外傷診療にぜひ肋骨エコーを活用していただければと思います。

（森 祐樹）

**POINT**

- 肋骨エコーは正しく当てればレントゲンよりも感度が高い検査となる
- 肋骨骨折は1カ所とは限らない。1つの骨折を見つけたらその肋骨の全長と上下の肋骨も入念に確認する

●参考文献

1）Griffith JE, et al. AJR Am J Roentgenol. 1999;173:1603-9.
2）Rainer TH, et al. J Trauma. 2004;56:1211-3.
3）Chan SS. Am J Emergency Med. 2009;27:617-20.
4）杉山高，他．超音波医学．2012;39:305-15.

# 骨以外でも役立つ整形外科エコー

AIM

- 整形外科エコーの使い方を身に付ける
- 骨以外のエコー所見を知る

ER Tips 08のテーマは、骨以外でも役立つ整形外科エコーです。似たような主訴で来院された2人の患者に対して、エコーを活用しながら診断に迫ります。

外傷診療においても病歴や身体所見は有用で、そこにエコーを加えることでさらに診療能力は向上します。ここでは、以下の3つのSTEPで症例を見ていきます。

**STEP1**　まずは病歴
**STEP2**　次に身体所見
**STEP3**　最後にエコー

## CASE 1

30歳男性。久しぶりに友人らと夜間にフットサルをしていると、急に右下腿のあたりに痛みが出現し、その場に倒れ込んだ。歩行不能となったために、友人らに連れられて救急受診となった。

**STEP1　まずは病歴**

直接的な打撲はなく、走行中に方向を変えた瞬間に右下腿に痛みが生じた。立とうとしたがうまく力が入らず、その場では立てなかった。

**STEP2　次に身体所見**

視診では特記所見なし。触診で腓腹筋の把握痛なし、Thompson testは陽性。かろうじて立位・歩行は可能だが、つま先立ちはできない。

**STEP3　最後にエコー**

アキレス腱構造の途絶（fibrillar patternの消失）と同部位に血腫を示唆するecho free spaceを認める 図1 。

診断は「（右）アキレス腱断裂」です。

図1　CASE 1のエコー

左アキレス腱

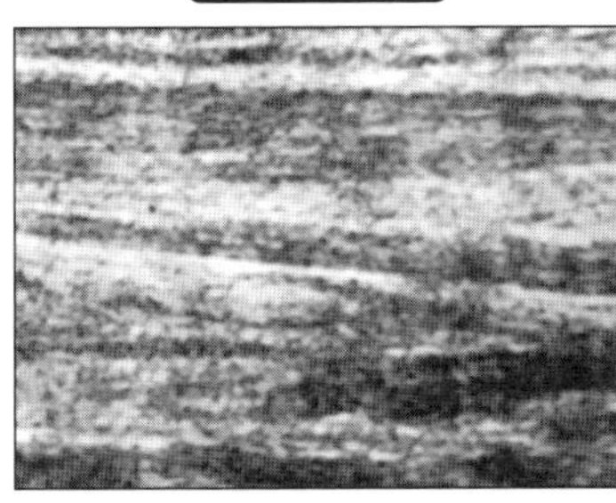

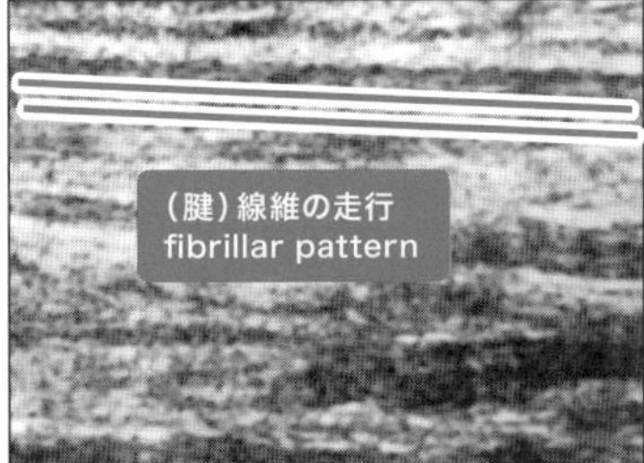


右アキレス腱

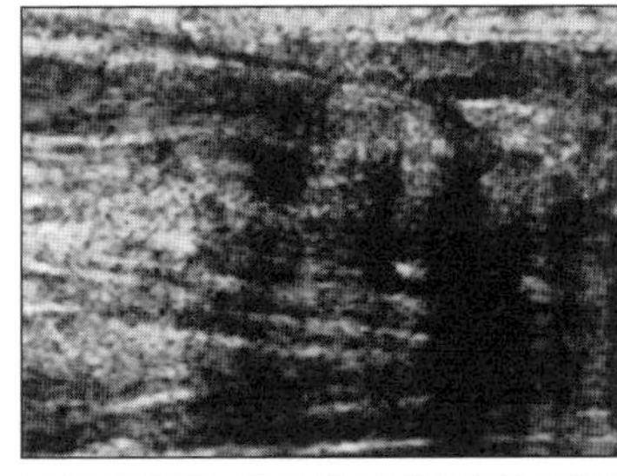

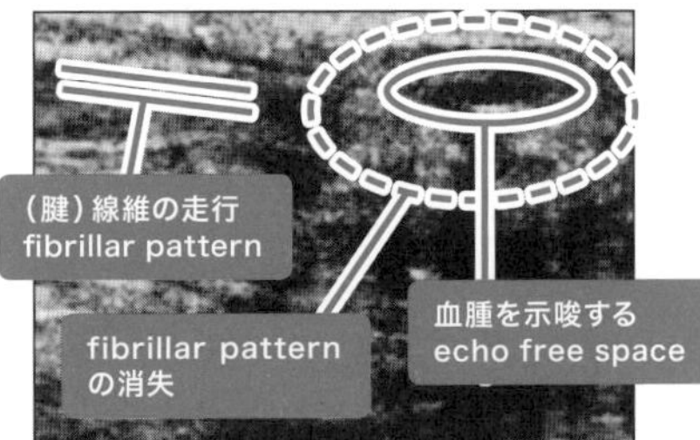

**CASE 1エコーのポイント**

- 長軸像が基本
- 健側と比較する。慣れないうちは健側から観察すると正常像が把握しやすい
- 動的に捉えることができるのが超音波のメリット
  →エコーで描出しながら腓腹筋を把握するとアキレス腱の動きがより分かりやすくなる
- 起始部（アキレス腱は腓腹筋およびヒラメ筋の共同腱）から付着部（踵骨後面）まで観察する
- 「fibrillar patternの消失」と「echo free space」が診断の鍵となる



## CASE 2

30歳男性。久しぶりに友人らと夜間にフットサルをしていると、急に右下腿のあたりに痛みが出現し、その場に倒れ込んだ。歩行不能となったために、友人らに連れられて救急受診となった。

CASE 1と全く同じ状況ですね。それでは、3つのSTEPで見ていきましょう。

**STEP1　まずは病歴**

相手との接触プレーで転倒した後から痛みが生じた。立つことはできたが痛みが強いため歩行はできなかった。

**STEP2　次に身体所見**

視診では、特記所見なし。触診では、腓腹筋の把握痛あり、Thompson testは陰性。立位は可能だが、歩行は不能。

**STEP3　最後にエコー**

アキレス腱構造は保たれているが、腓腹筋のfibrillar patternの消失と同部位に血腫を示唆するecho free spaceを認める。

図2 CASE 2のエコー

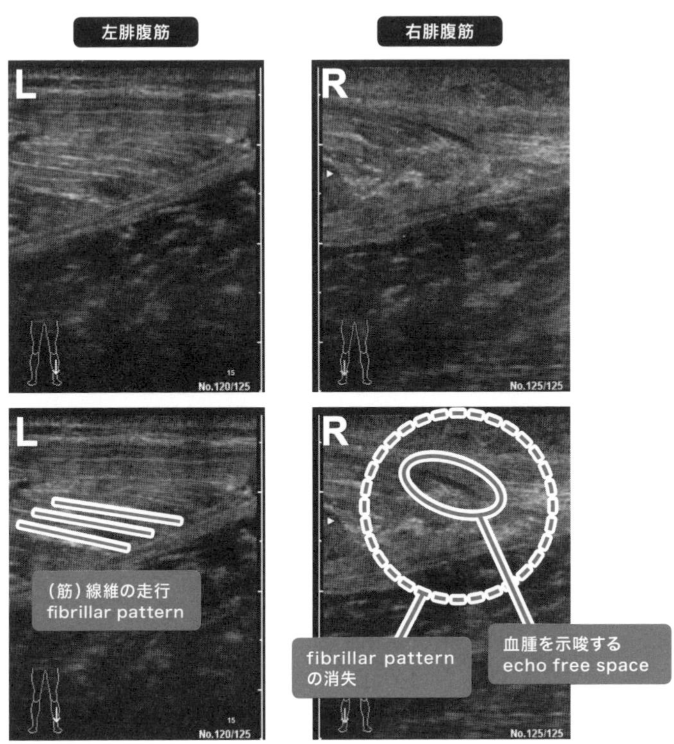


診断は「(右)腓腹筋断裂」です。

### CASE 2エコーのポイント

- 長軸像が基本。アキレス腱よりもfibrillar patternを捉えるのが難しい
- 健側と比較する。慣れないうちは健側から観察すると正常像が把握しやすい
- 「fibrillar patternの消失」と「echo free space」が診断の鍵となる
- 「echo free space」を見たときに、血腫と血管をしっかりと区別する。判別に迷えばドプラを活用する
- 腓腹筋内側頭の末梢付着部が好発部位

いかがだったでしょうか。似た主訴ですが病歴や所見に少し違いのある２人の患者を通して、整形外科エコーの筋肉と腱について紹介しました。病歴と身体所見を大切にしながらエコーをうまく活用することで、あなたの診療能力が向上すること間違いなしです。（武部 弘太郎）



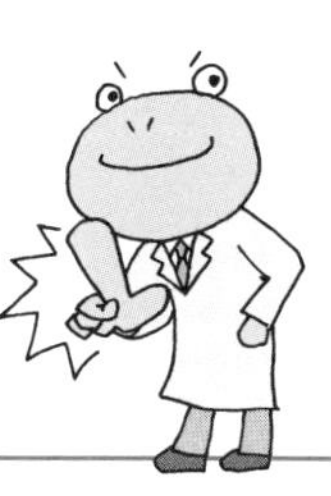

**POINT**

- 骨だけでなく、筋肉と腱にもエコーは有用
- 健側と患側を比べる
- 動的に捉えられるのがエコーの利点

●参考文献

1）皆川洋至「超音波でわかる運動器疾患」（メジカルビュー社、2010）

# 肢位から繰り出す snap diagnosis

AIM

- 検査を考える前にベッドサイドに行く大切さを知る
- 体勢など患者のルックスを観察することの面白さを知る

目の前に来た患者の診断名をランダムに言って当てられる確率はどの程度でしょうか。100分の1？ 1000分の1？ それとも、この世に存在する疾患の数分の1？ この世には、天文学的な数の疾患や外傷が存在します。それでも、患者に出会った瞬間に、指で天を指しながらパチンと音を鳴らし、低くてカッコいい声で、診断名を一発で言い当てる——これはものすごく気持ちがよいですね。そう、これが救急医の十八番、「snap diagnosis」です。

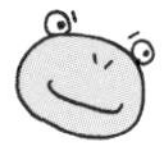

## パチン！と snap diagnosis

snap diagnosisは直観的診断とも呼ばれます。既往歴などの背景、複数の症状の組み合わせ、疾患特有のルックスなど様々な要素からsnap diagnosisは繰り出されます。ここでは、患者の肢位から繰り出すsnap diagnosisを紹介します。4つのCASEとともに見ていきましょう。

## CASE 1

80歳女性 図1 。主訴は右股関節痛。居室内で転倒してから右股関節痛が出現し、体動困難で救急搬送された。

図1 右股関節痛を訴える80歳女性

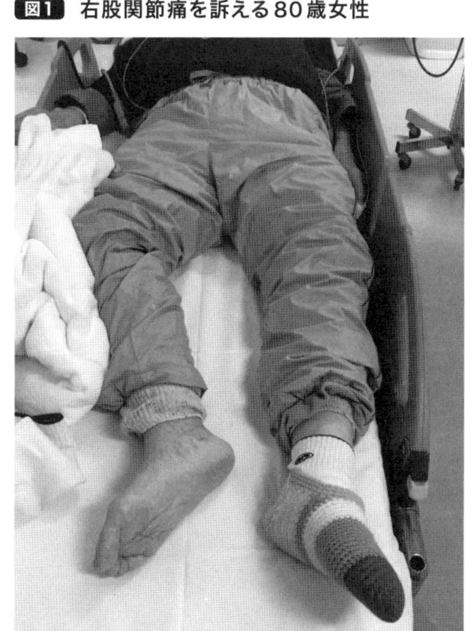

右下肢の肢位に注目してください。右下肢は外旋し、短縮しています。そう、診断は「右大腿骨近位部骨折」です。

外旋し短縮した下肢を見たら、パチン！「大腿骨近位部骨折」！

## CASE 2

80歳女性 図2。主訴は右股関節痛。居室内で転倒してから右股関節痛出現し、体動困難で救急搬送された。

図2 右股関節痛を訴える80歳女性

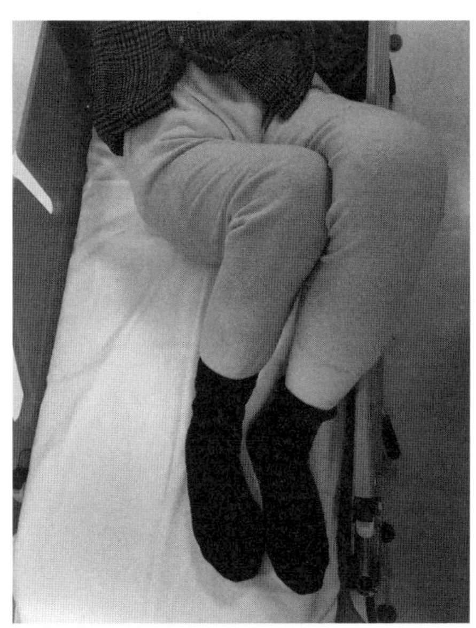

右下肢の肢位に注目してください。右下肢は内旋・屈曲し、膝の高さが左より低くなっています。そう、診断は「右股関節脱臼」です。

内旋・屈曲し膝高が低い下肢を見たら、パチン！「股関節脱臼」！

## CASE 3

80歳女性 図3 。主訴は、1週間前から続く発熱と右下腹部痛。
腹部所見は乏しく、圧痛もはっきりしない。

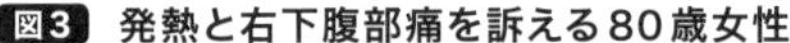
図3 発熱と右下腹部痛を訴える80歳女性

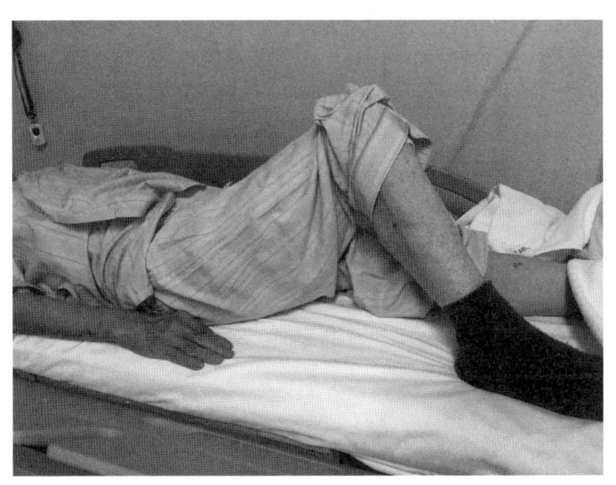

右下肢の肢位に注目してください。救急車で搬入されたときも、腹部診察をされているときも、検査結果を待っているときも、ずっとこの肢位でした。この女性は、なぜ股関節を伸ばしたくないのでしょうか。そう、診断は「右腸腰筋膿瘍」です 図4 図5 。

股関節を伸ばしたがらない患者を見たら、パチン！「腸腰筋膿瘍」！

原理は、有名な身体所見であるpsoas signと同じ。股関節伸展で腸腰筋が緊張し疼痛が誘発されるのです。

**図4** 腹部CT画像

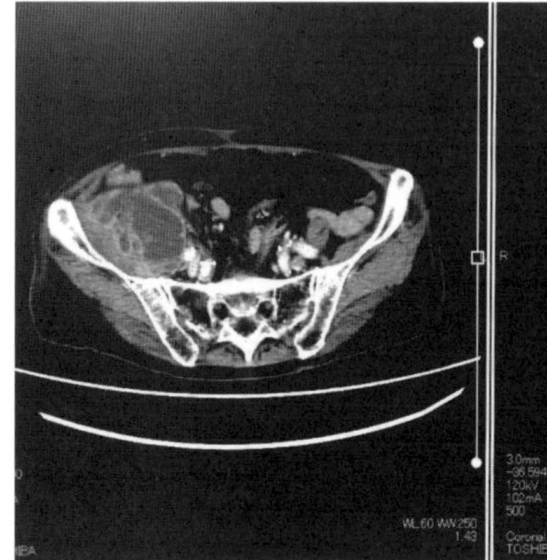


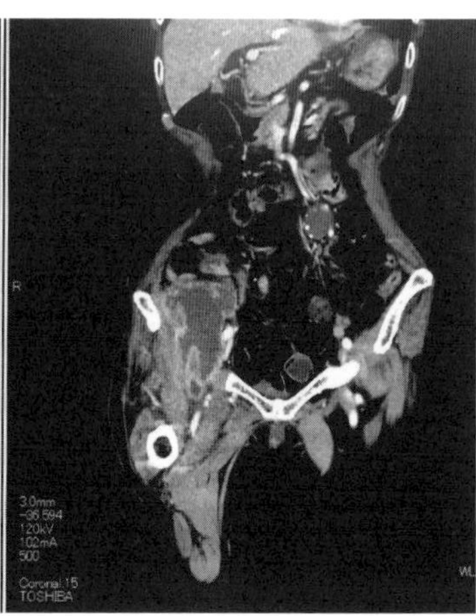


**図5** 膿瘍穿刺の検体

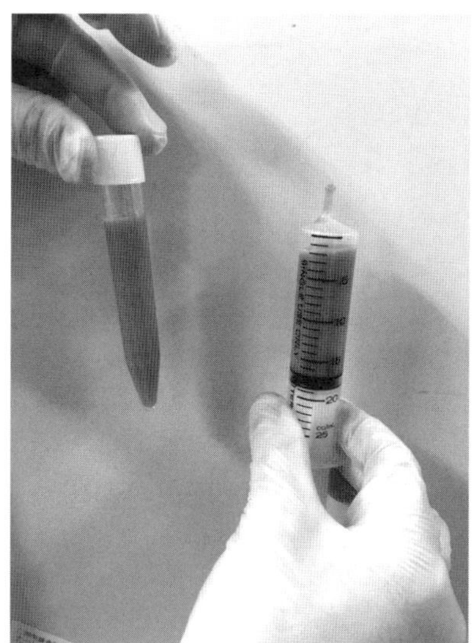

## CASE 4

80歳女性 図6。主訴は発熱。救急外来で熱源の分からない発熱として病棟に入院した。血液検査、尿検査、胸部X線画像検査などが行われたが、熱源は同定できていない。本人は「この体勢が楽なのよ」と、ベッド柵にもたれて横を向いている。

図6 発熱を訴える80歳女性

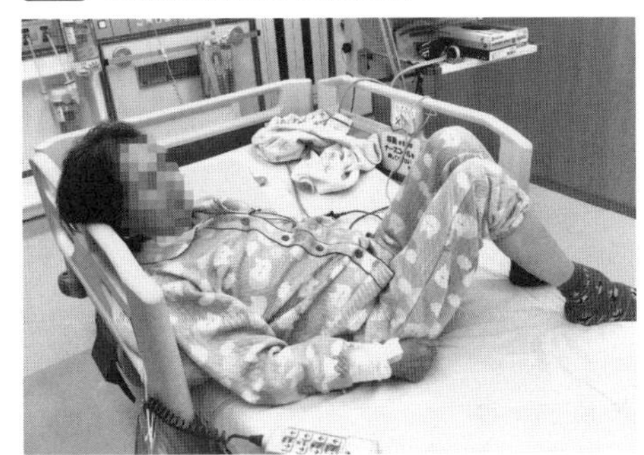

図7 腹部CT画像

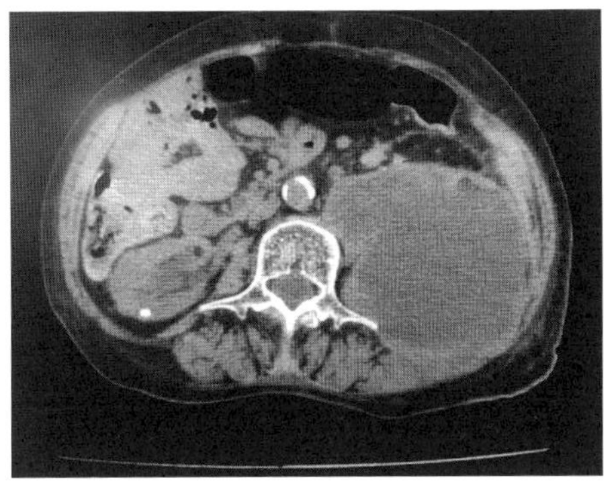

こちらもCASE 3と同様に、診断は「腸腰筋膿瘍」です 図7。

snap diagnosisは豊富な経験から生み出された病態のパターン認識

です。しかし、若手医師でも、患者を愛し、患者をよく観察すればsnap diagnosisができるようになります。

救急隊からの申し送りを聞く前に、もしくは、各種検査をオーダーする前に、ちょっと患者を観察してみましょう。（関根 一朗）

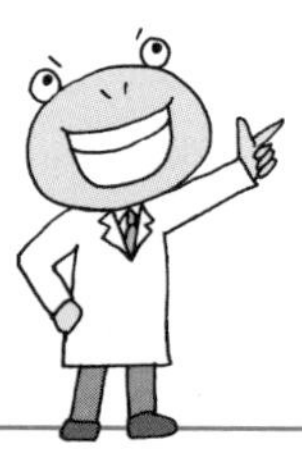

POINT

- 外旋、短縮した下肢は、大腿骨近位部骨折を疑う
- 内旋、屈曲した下肢の膝高が低ければ、股関節脱臼を疑う
- 股関節伸展を嫌がるときは、腸腰筋膿瘍を疑う

Column

# 私のCOVID-19対策

**花木 奈央**（大阪大学医学系研究科公衆衛生学教室）

私は大学教員として勤務する傍ら、複数の救命救急センターで救急医として勤務しています。勤務先の病院や自分自身で行っている救急外来での新型コロナウイルス感染症（COVID-19）に対する工夫を共有します。

## 濃厚接触者にならない

SARS-CoV-2感染者との濃厚接触者と判定されると、健康観察の対象となり、勤務に支障が出ます。そのため、どの患者さんを診療する場合でも、目の保護器具とサージカルマスクを装着しています。目の保護については、医療用のフェイスガードやオーバーグラスでは視野が制限されたり頭が痛くなったりすることがあり、花粉対策用の眼鏡を使っている人もいます。

日常診療で意識することは、休憩時間が他のスタッフと同じ時間帯に重ならないように気を配ることです。救急外来勤務では「忙しい時間帯」があり、意識していないと休憩のタイミングが重なり、他のスタッフと一緒に食事をすることになります。食事中は当然ながらマスクを外しますし、ふとした気の緩みでマスクを外したまま会話をすると感染するリスクがあります。このようなリスクを防ぐために、食事をする時間は交代で、なるべく1人ずつになるようリーダー医師が差配することも有用です。スタッフ全員がうまく休憩時間をずらすことができなくても、「せめて自分は濃厚接触者にならないよう」他のスタッフが休憩していない時間を見計らって食事をしています。

## ERのエリア分けや診療のポイント

陰圧室がある場合はその周辺のベッドや診察ブースを、そうでない場合はできるだけ換気の良いエリアを「発熱患者対応エリア」として整備して、発熱患者さんとそれ以外の患者さんを診察するエリアを分けて対応しています。

トリアージの段階で、COVID-19である可能性が高いと分かっている場合は、患者の携帯電話番号を聞いた上で最初から個室に入ってもらい、問診は電話で行いできるだけ接触を減らします。車で来院している患者で全身状態が安定している場合は、必要な検査（PCR検査や画像検査、状況に応じて採血）を手早く済ませた上で車中に待機してもらい、詳細な問診は電話で行います。COVID-19以外の原因が疑わしい場合や全身状態が悪い場合は救急外来で身体診察を行っています。

PCR検査の結果が判明するまでに時間がかかるので、帰宅可能な患者さんには結果が判明する前に帰宅をしていただき、陽性の場合は電話で報告します。その後は保健所からの連絡に従うように説明します。結果が陰性の場合は、事務負担を減らすために全員に電話連絡はしませんが、偽陰性の可能性もあるので少なくとも1週間は自己隔離をするように説明用紙を渡しています。

また、少しでも他の人との接触を減らすために、基本的に院外処方の病院であっても、感染が疑われる患者の場合は院内処方も行えるようにして、患者の自家用車まで薬を届けるなど通常とは異なる対応を行っています。

### ERでfull PPEで対応する場面

全ての患者さんにfull PPE（N95マスク、ガウン、フェイスシールド、ヘアキャップ）で対応することは現実的ではありませんので、full PPEで対応すべき場面をルールとして明確化し、メリハリをつけるようにしています。full PPEで対応する場面は、心肺停止の患者さんの対応をするとき、意識が悪い、呼吸状態が悪い、ショックなどバイタルサインが非常に悪い患者さんの診療を行うとき、エアロゾル発生手技（吸引や鼻腔からの検体採取など）を行うとき、COVID-19と診断された患者さんの診察を行うとき（これは当然ですが）としています。

# 第2章

# 中毒や内科に関する ER Tips

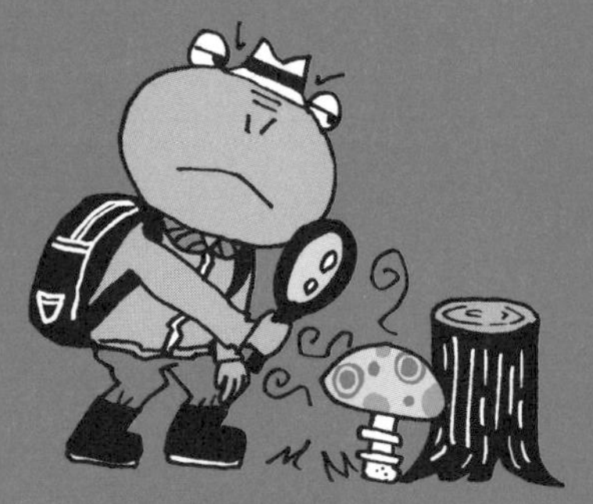

# カフェイン中毒
# 危険な市販薬って？

## AIM

- 市販薬にも危険なものがあることを知る
- カフェインは致死的中毒を起こすことを知る
- カフェイン中毒の基本的な治療と透析の適応を知る

## CASE

近医でうつ病と診断されている20歳代女性。「薬をたくさん飲んだ」と母親に電話。駆けつけた母親が救急要請した。「飲んだのは病院でもらっている薬ではなく、自分で手に入れた薬」と話す。来院時のバイタルは、体温35.1℃、血圧103/63mmHg、脈拍136回/分、$SpO_2$ 99%(室内気)、呼吸数20回/分。病院到着後に何度か嘔吐している。

最近はコンビニエンスストアに併設された薬局や、深夜まで営業しているドラッグストアがあるため、比較的簡単に薬を手に入れることができます。便利になった一方で、弊害も気になります。例えば、感冒薬のうち、アセトアミノフェンは侮れない薬剤の代表です。様々な市販薬に含まれていますが、過剰摂取すれば命に関わる肝不全を生じる恐れがあります。

身近な食べ物や市販薬に含まれる成分の中で、気を付けたいものの1つがカフェインです。近年、カフェインの過剰摂取による中毒の報告が増加しています[1,2]。カフェインは市販されている感冒薬や眠気防止薬に含有されているため、簡単に入手できる一方、比較的少ない量で中毒量・致死量に達します。さらに、カフェインの致死量などの情報が、インターネット上のいわゆる「自殺サイト」からも容易に入手できてしまうことが問題視されています。実際に、自殺目的に大量内服をした患者から「ネットで致死量を調べて購入した」という話を聞くことは珍しくありません。

カフェインはキサンチンの誘導体で、ノルアドレナリンなどのカテコラミンの合成促進、ドーパミン受容体の刺激、アデノシン受容体の阻害（痙攣の閾値低下、期外収縮の惹起）などの作用を持ちます。一言でいうと、「交感神経に対する刺激」をもたらすのです[1]。



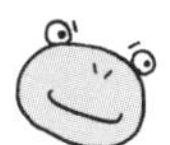

## カフェインの致死量と中毒の症状

成人は1g以上の摂取で中毒症状が出現する可能性があります。致死量は報告により様々ですが、「5～10g」「150～200mg/kg」とされています[3、4]。例えば、エスタロンモカ®という眠気防止薬の場合、1錠に無水カフェインが100mg含まれ、1箱24錠入りで市販されています。つまり2～3箱分を内服すれば、十分致死量に至る計算となります。ちなみに、一般的な飲料100mLの中に含まれるカフェインの量は**表1**[5]の通りです。

カフェイン中毒は、同じキサンチン誘導体であるテオフィリン中毒と類似した症状を呈します**表2**[6]。頻度が高いのは嘔気・嘔吐などの消化器症状、致死的となり得るのは不整脈や痙攣で、心室性不整脈が直接死因となることがあります。「（カフェインを含む）薬を飲んだ」という申告があれば分かりやすいですが、隠す患者もいます。原因不明の嘔吐や頻脈・不整脈の

**表1　飲料100mL当たりのカフェイン含有量**

|  |  |
|---|---|
| コーヒー | 60mg |
| 紅茶 | 30mg |
| エナジードリンク、眠気覚まし用飲料 | 30～300mg |

**表2 カフェイン中毒の症状**

| | |
|---|---|
| **中枢神経** | 頭痛、不穏・興奮、痙攣、意識障害 |
| **循環器** | 重篤な不整脈（洞性／上室性／心室性頻拍、上室性／心室性期外収縮、心室細動）、低血圧、循環不全 |
| **呼吸器** | 頻呼吸、肺水腫、呼吸不全 |
| **消化器** | 嘔気、嘔吐、胃酸分泌過多 |
| **その他** | 利尿、低カリウム血症（細胞内移行による）、高体温、高血糖 |

鑑別として、カフェイン中毒を頭の片隅に置いておき、本人や家族から詳しく状況を聞きましょう。家族に薬の空き容器を探してもらうこともあります。

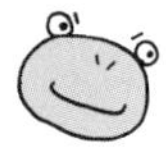

## どう治療したらよい？

カフェイン中毒には、確立された根治療法や解毒方法がないのが現状です。そのため、全身管理、ABCの確保が第一となります。重篤な不整脈が死因となることから、当然厳重なモニタリングが必要です。

活性炭投与は吸収阻害に効果的とされており、繰り返し投与が有効とする報告もあります。カフェインの分布容積が0.6L/kg、蛋白結合率が36％と比較的低値であることから、血液吸着、血液透析の治療効果が期待でき、奏功したという報告も多数あります[1、2、4、7]。

血液浄化療法の導入に対しては、判断基準も提示されています **表3**[8]。ただし、カフェインの血中濃度をすぐに測定できる施設はまれだと思いますので、痙攣、循環の破綻やそれを引き起こすような不整脈を認める場合に、施設の状況を鑑みて適応を考えることになるでしょう。事前に専門科と相談しておくことも有用です。心室性不整脈のコントロールができない場合や循環破綻した場合は、経皮的心肺補助（PCPS）も選択肢となり得ます[9]。

今回のCASEでは、補液を開始しても頻脈が続き、心電図を確認すると心室性の期外収縮の散発を認めました。当初は内服した薬の詳細が不明

**表3** 血液浄化療法の導入を判断する基準

<table>
<tr><td colspan="2">① 急性カフェイン中毒であり、カフェイン血中濃度が80μg/mL超およびいくつかの身体症状を呈する場合</td></tr>
<tr><td rowspan="3">② カフェイン血中濃度が40μg/mL超であり</td><td>A 痙攣を呈する場合</td></tr>
<tr><td>B 急速輸血に反応しない低血圧を呈する場合</td></tr>
<tr><td>C 心室性不整脈を呈する場合</td></tr>
</table>

でしたが、嘔吐が続く点も気になったため、家族に自室を確認してもらったところ、多量の眠気防止薬の空き箱が……。致死量のカフェインを摂取したことによるカフェイン中毒で、不整脈も出現しているため、血液透析を行い、状態の改善が見られました。 （後藤 緑）

**POINT**

- **原因不明の嘔吐や不整脈を認めたら、カフェイン中毒の可能性を疑う**
- **カフェイン中毒の根治療法や解毒方法はない（必要であれば血液浄化療法を導入する）**

●参考文献

1）佐藤孝幸, 他. 日救急医会誌. 2009;20:941-7.
2）北村淳, 他. 日臨救医誌. 2014;17:711-5.
3）Holmgren P, et al. Forensic Sci Int. 2004;139:71-3.
4）Campana C, et al. Am J Emerg Med. 2014;32:111.e3-4
5）内閣府 食品安全委員会「食品中のカフェイン」（https://www.fsc.go.jp/sonota/factsheets/caffeine.pdf）
6）相馬一亥, 上條吉人「臨床中毒学」（医学書院、2009）
7）Zimmerman PM, et al. Ann Emerg Med. 1985;14: 1227-9.
8）Lewis S. Nelson, et al. Goldfrank's Toxicologic Emergencies. 2011;952-64.
9）藤芳直彦, 他. 中毒研究. 2008;21:69-73.

# 毒キノコを食べた！<br>キノコ中毒に出合ったら？

**AIM**

- **キノコ中毒の大まかな分類や症状を知る**
- **毒性の強いキノコを想定し、重症化の可能性を考慮できるようになる**

**CASE**

20歳代男性。友人とハイキングに出掛けた際に、山道に生えていたキノコを調理して食べた。食後1時間ほどで、嘔吐・腹痛・下痢が出現。友人の1人に「地元でよく採っていた食用のキノコだ」と教えられて採取したとのこと。

気温や湿度などの条件がキノコの発生に適している日本には、約1500種類のキノコが存在するとされ、そのうち有毒なものは約30種類といわれています。「生えているキノコを食べる人なんているの！？」と思われるかもしれませんが、厚生労働省のウェブサイトに掲載されている「過去のキノコを原因とする食中毒発生状況」[1)]によると、毎年50〜100人ほどの患者が報告されており、まれに死亡例もあります。最も患者数が多いのは10月です。集団発生することも少なくないとされ、原因は食用キノコと形態が類似している毒キノコの誤食が大部分です。

キノコは種類が多い上、同じ種類でも地域や季節により外観が異なることがあり、その鑑定は容易ではありません。厚労省の「自然毒のリスクプロ

**表1 キノコ中毒の分類と主な症状**

| 消化器障害型 | 悪心、嘔吐、下痢など |
|---|---|
| 神経障害型 | 興奮／抑制、幻覚、知覚異常など |
| 原形質毒性型 | 嘔吐や下痢から始まり、肝不全、腎不全、横紋筋融解など（死亡率が高い） |



ファイル」[2)]などインターネットにも写真はたくさん掲載されていますが、専門家以外が見分けることは困難です。そのため、「摂取したキノコを救急医が特定することは現実的でなく、中毒センターや菌類の専門家にリアルタイムで相談すべき」であり、「医療者によるインターネットでの鑑別は推奨しない」ともされています[3,4)]。

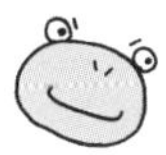

## 一口にキノコ中毒といっても

キノコ中毒が疑われる場合は、早期に専門家への相談が必要ですが、気を付けるべきポイントや初期診療についてはぜひ知っておきましょう。表1に大まかな分類と症状を示します。

厚労省のデータによると、中毒の原因として最も多く報告されているのがツキヨタケ、続いてクサウラベニタケです。ツキヨタケは食用のヒラタケと、クサウラベニタケは同じく食用のウラベニホテイシメジ、ホンシメジと間違えられることが多いそうです 図1 [1)]。

ツキヨタケやクサウラベニタケは、肝不全を伴わない急性胃腸炎を生じる消化器障害型の毒キノコで、摂取してから30分〜3時間という短時間で発症する激しい消化器症状が典型的です。激しい嘔吐や下痢によって生じる脱水や電解質異常を補正するための補液が必要となりますが、基本的には対症療法です。幸い死亡に至ることはまれで、6時間〜1日以内で症状は軽快するとされています[3,5)]。

神経障害型の例としては、めまい、運動失調、痙攣などを生じるテングタ

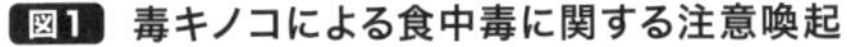

**図1** 毒キノコによる食中毒に関する注意喚起

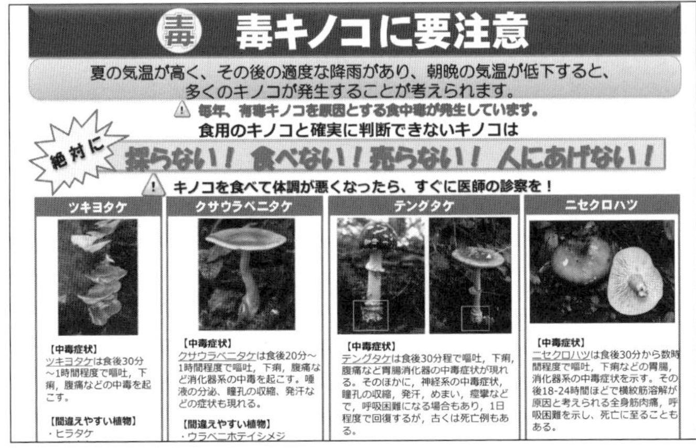


ケが挙げられます。痙攣に対する抗痙攣薬や、気道確保・人工呼吸が必要になることがありますが、基本的には症状が消失するまでの対症療法で対応します。

最も注意したいのは、より重度の症状を引き起こし、死亡率が高い原形質毒性型です。代表的なものとしては、アマトキシン群のシロタマゴテングタケ、ドクツルタケがあり、死亡例が報告されています[2)]。

アマトキシン群の場合も、最初に出現するのは嘔吐や下痢などの消化器症状ですが、摂取から6〜24時間ほどで発症するのが典型的とされます。つまり、消化器障害型よりも、発症までの時間が長いのが特徴です。一時的に症状が改善したように見えた後、1〜2日で重症の肝障害や脳症を生じ、遅発性の肝不全により致死的となる可能性があります。治療としては、補液に加え、摂取から1時間以内であれば胃洗浄、活性炭の繰り返し投与が推奨されています。また肝障害に対してN-アセチルシステインの投与が勧められ（アセトアミノフェン中毒に対して行うのと同様）、早期の血液透析・血液灌流も検討されます。重症例では肝移植が必要となることもあります[3、4、6)]。

他の原形質毒性型の毒キノコとしては、横紋筋融解症を併発して死亡率も高いニセクロハツがあります。これも同じく消化器症状から発症します。つまり、キノコ中毒を疑う状況で消化器症状を呈する場合は、重症化する可能性があるということです。このことを念頭に置き、肝・腎機能異常、横紋筋融解症、多臓器不全の出現に注意しましょう。原形質毒性型を疑う点があれば、上述の治療を行いながら、原因がはっきりするまでは入院で経過を見ることも考慮されます。

今回のCASEでは、キノコを摂取してから1時間ほどで消化器症状が出現していることから、急性胃腸炎症状のみを起こすタイプだろうと推測されました。しかし、後から重症化するタイプも否定できないと考え、補液と活性炭投与を行って入院加療としました。肝機能障害の出現がないか、血液検査をフォローしましたが、幸い何事もなく退院できました。なお、食中毒として保健所への届け出も必要なことを最後に付け加えておきます。

（後藤 緑）



**POINT**

- キノコの鑑定は困難であるため、早期に専門家へ相談を
- 消化器症状や神経症状には対症療法
- 消化器症状に続いて、重度の肝不全や横紋筋融解症を生じる毒キノコがある
- 重症化の可能性を考慮して、経過観察・フォローが必要

●参考文献

1）厚生労働省「毒キノコによる食中毒に注意しましょう」（https://www.mhlw.go.jp/stf/seisakunitsuite/bunya/kenkou_iryou/shokuhin/kinoko/index.html）

2）厚生労働省「自然毒のリスクプロファイル」（https://www.mhlw.go.jp/stf/seisakunitsuite/bunya/kenkou_iryou/shokuhin/syokuchu/poison/index.html）

3）Wiegand TJ. UpToDate. Clinical manifestations and evaluation of mushroom poisoning.

4）Walls RM, et al.「Rosen's Emergency Medicine:Concepts and Clinical Practice 9th Edition」(Elsevier、2017)

5）Lehmann PF, Khazan U. Mycopathologia. 1992;118:3-13.

6）松村謙一郎, 他. 肝臓. 1987;28:1123-7.

# 食事に有毒植物が混入？植物性自然毒を見抜くには

AIM

- 中毒を起こす植物があることを知る
- 食用と間違えやすい植物とそのパターンを知る

ER Tips 11で「山道に生えていたキノコを調理して食べた」というキノコ中毒症例を取り上げました。キノコ毒は自然毒（動植物が体内に持つ毒成分）の代表ですが、キノコのほかにも毒を持つ植物は数多くあります。ちなみに、キノコは植物ではなく菌類ですが、多くの人はキノコを植物の仲間であると思っているので、混乱を避けるために厚生労働省の「食中毒統計」ではキノコを植物として扱っているそうです。

厚労省の「自然毒のリスクプロファイル」[1)]によると、植物性自然毒はキノコと高等植物に大別され、有毒な高等植物がリストアップされています 図1 。この中からいくつか症例を紹介します。

**図1 有毒な高等植物のリスト**

| | | |
|---|---|---|
| ●アジサイ | ●ジャガイモ | ●ドクゼリ |
| ●アマチャ | ●シャクナゲ | ●ドクニンジン |
| ●イヌサフラン | ●スイセン | ●トリカブト類 |
| ●カロライナジャスミン | ●スノーフレーク | ●バイケイソウ類 |
| ●グロリオサ | ●タマスダレ | ●ハシリドコロ |
| ●クワズイモ | ●チョウセンアサガオ類 | ●ヒメザゼンソウ |
| ●ジギタリス | ●テンナンショウ類 | ●ベニバナインゲン |

## CASE 1

50歳代女性。主訴は嘔吐、下痢。特に既往はなく、当日も普段通り生活していた。知人が家庭菜園や近所で採れた野菜を送ってくれたので、野菜炒めを作って食べた。しばらくすると急に気分が悪くなり、嘔吐、下痢を繰り返すため、別居している娘に助けを求め救急外来を受診。



CASE 1では「知人が送ってくれた野菜」がキーワードです。まさか「野菜炒めで中毒を起こす」とは思わないのではないでしょうか。どのような中毒にもいえることですが、疑わなければ診断できないという点が重要かつ難しいところです。この症例では、食事の内容を詳しく聞いたところ、送ってきてくれた"ニラ"を卵と一緒に炒めたとのことで、スイセン中毒が疑われました。

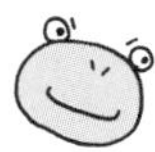

## 食用と間違いやすい有毒植物

スイセン属はヒガンバナ科の多年草で、民家の庭などにも見られます **図2** 。冬から春にかけて白や黄色の花を咲かせますが、葉がニラと似ており、花が咲いていない時期にニラと間違えて食べてしまったという事故が散見されます。あるいは鱗茎（球根）をタマネギと誤ったという報告もあります。厚労省の「食中毒統計資料」[2)]の中にある「過去の食中毒事件一覧（2019年）」を見ると、ぎょうざ、炒飯、チヂミなどにスイセンが混入した事例のほか、飲食店で提供された「有機野菜のバーニャカウダ」というおしゃれなメニューに混入した例も報告されています。

スイセン属には、リコリン、ガランタミン、タゼチンといったアルカロイドが含まれており、中毒を起こします。リコリンは熱に安定性があるため、CASE 1の炒め物のように加熱調理しても食中毒を引き起こします。症状として

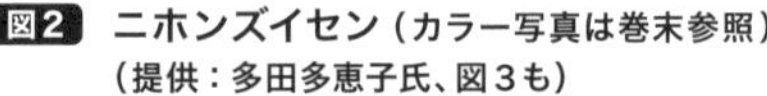

図2 ニホンズイセン（カラー写真は巻末参照）
（提供：多田多恵子氏、図3も）

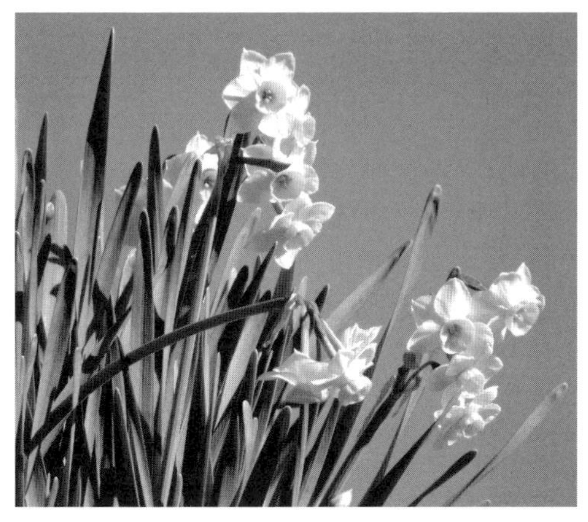

は、悪心、嘔吐、下痢などの消化器症状が摂取後30分～1時間以内に始まるのが特徴です。流涎、発汗、頭痛、昏睡、低体温なども生じる可能性があります。通常の胃腸炎よりも経過が短く、数時間以内に症状が改善することも特徴的です。治療は水分、電解質の管理のみで予後は一般的に良好ですが、再発を防ぐためにも原因を検討することは重要です。

スイセンと同じく、全草に有毒なアルカロイドが含まれている「バイケイソウ」も有毒植物です。日本の全土に分布しているユリ科シュロソウ属の植物で、新芽の形態が食用のオオバギボウシ（ウルイ）やギョウジャニンニクと似ています。バイケイソウによる中毒例が増えているということで、様々な自治体のウェブサイトで注意喚起されています。食用の植物と見分けるポイントも細かく紹介されていたりもしますが、食用であることが確実に判断できない植物については「採らない・食べない・売らない・人にあげない」ことが強調されています。“もらい物”や“おすそ分け”による症例が多いことも触れられており、注意が必要です。

バイケイソウによる中毒の症状としては、血圧低下や徐脈があります。アルカロイドが細胞膜に作用して、脱分極を起こすためです。悪心、嘔吐、口唇のしびれも典型的な症状で、基本的には対症療法ですが、循環動態に影響がある場合は、アトロピンやカテコラミンを使用することもあります。

ここまでの2例からも分かるように、高等植物による食中毒の多くは食用の植物（野菜や山菜）と誤認することが原因であり、家庭で発生することが多いのが特徴です。そのため、発生を防ぐためには、誤認による食中毒の危険性と、どのような植物に誤認の可能性があるかを伝えていくことが大切です。



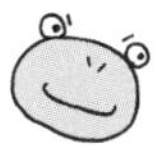

## 自殺するつもりで……

次に、少し毛色の違う症例をもう1つ紹介します。

### CASE 2

60歳代女性。主訴は嘔吐、動悸。家族が外出先から帰宅すると、本人が自宅内で倒れていた。意識はあるが、嘔吐しており、動悸やしびれの訴えもあるため救急要請。病歴を聞くと、「精神的につらい状態が続いており、トリカブトをカプセルに入れて飲んだ。自宅の近くに生えていることを知っていたので、自殺するつもりでカプセルなども入手していた」と話す。

キンポウゲ科のトリカブト属は日本の広い範囲に自生しており、夏から秋にかけて紫色の花を咲かせます 図3 。毒性が強く、重症化するリスクのある自然毒であり、厚労省の統計によると2010〜2019年のトリカブトによる中毒患者総数は17人で、3人が死亡しています[3)]。主に若葉を食用の山菜と誤認することが原因で、前述の厚労省のページには、食用野草のニリンソウ、あるいはモミジガサという植物と間違って摂取した症例が掲載されています。

**図3** ヤマトリカブト（カラー写真は巻末参照）

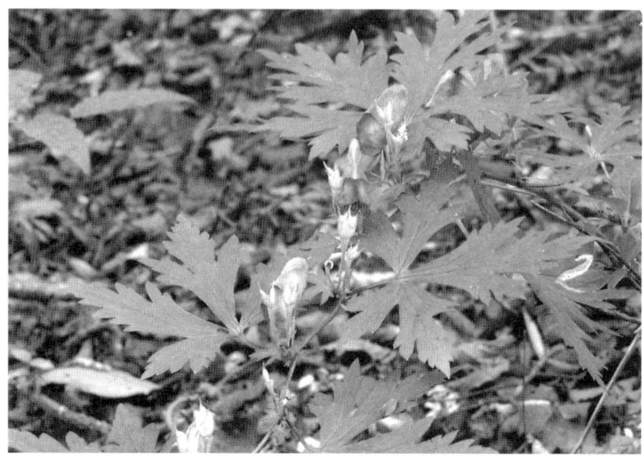

毒性の強さから、自殺他殺目的での摂取もあり、1980年代にトリカブトを使った保険金殺人事件が起きたことから、その名前は一般にも知られるようになりました。

植物の食中毒という本題からはそれますが、野生ミツバチの喫食を原因とする事例も複数報告されています。これは、トリカブト類の開花時期に集められた蜜にはトリカブトの花粉や有毒成分が含まれる場合があるからだそうです[4)]。

トリカブト類の有毒成分であるアコニチン系アルカロイドは全草に含まれており、毒性が非常に強く即効性があります（食後10〜20分以内に発症）。Naチャネルの受容体に作用し、Naの細胞内への流入による脱分極を生じさせて中毒症状を引き起こします[4)]。

症状のうち、予後に最も影響するのが不整脈です。房室ブロックや心室頻拍など様々な不整脈を生じ、心室頻拍、心室細動が死因となり得ます。その他には、口唇・口角のしびれ、悪心・嘔吐などの消化器症状、胸痛、胸部不快感、動悸などの循環器症状などがあります。特異的な治療はありませんが、アコニチン類が排泄されるまでの適切な呼吸・循環管理によって救命し得る中毒です。心室性の不整脈に対して除細動や抗不整脈薬の効果がない場合は、体外循環による循環補助が必要かもしれません。腎排泄の薬物ですがアコニチンの分布容積が比較的大きいため、血液透析の効果は期待できないとされています。　　　　　　　　　　　(後藤 縁)



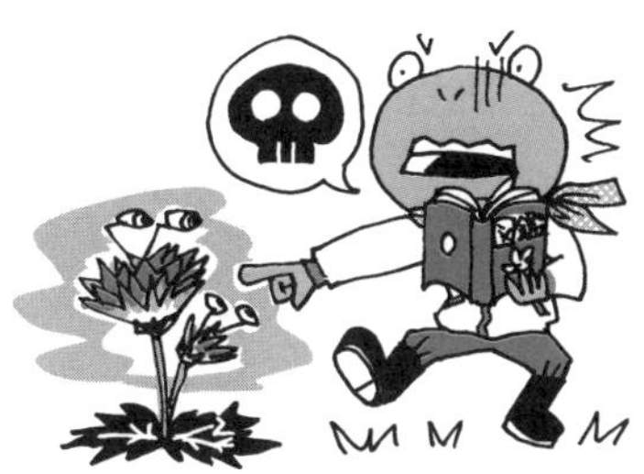

**POINT**

- 高等植物による食中毒は野菜や山菜との誤認によるものが多いため、誤認のパターンを知っておく
- 食中毒を疑う場合は食事内容を細かく聞く
- 急性薬物中毒の原因として、薬剤だけでなく自然毒の可能性も頭に入れておく
- 食用であることが確実でない植物は「採らない・食べない・売らない・人にあげない」

●参考文献

1) 厚生労働省「自然毒のリスクプロファイル」(https://www.mhlw.go.jp/stf/seisakunitsuite/bunya/kenkou_iryou/shokuhin/syokuchu/poison/index.html)
2) 厚生労働省「食中毒統計資料」(https://www.mhlw.go.jp/stf/seisakunitsuite/bunya/kenkou_iryou/shokuhin/syokuchu/04.html)
3) 厚生労働省「有毒植物による食中毒に関する注意喚起(リーフレット)」(https://www.mhlw.go.jp/content/11120000/000619563.pdf)
4) 登田美桜, 他. 食衛誌. 2014;55:55-63.

# 局所麻酔薬中毒は突然やってくる！

## AIM

- 迅速に局所麻酔薬中毒を疑うことができるようになる
- 局所麻酔薬中毒に対して適切に対処できるようになる

## CASE

50歳女性（体重60kg）。腰椎椎間板ヘルニアを既往に持つ。腰下肢痛で歩行困難なため、救急搬送となった。診察の上、疼痛コントロールを行うことになったが、鎮痛薬（ジクロフェナクナトリウム坐剤50mg）だけでは効果が乏しかったため、仙骨硬膜外麻酔を行うことにした。モニター監視下で左側臥位とし、仙骨裂孔から1%リドカインを15mL注入したところ、直後に「頭がしびれる」と言い、その後意識レベルが低下した（GCS11：E3V3M5）。バイタルサインは血圧134/70mmHg、心拍数78回/分（モニター心電図ではsinus rhythm）、呼吸数24回/分、$SpO_2$は95%であり、現時点で循環に問題はなさそうなものの、意識障害は続いている。

皆さん、リドカインなどの局所麻酔薬を使用した経験はありますか。「ある」と回答された方、「突然」有害事象が起きたとしても、きちんと対応できますか。ここでは、局所麻酔薬中毒（LAST；Local Anesthetic Systemic Toxicity）に、迅速かつ適切に対応する方法を紹介します。

LASTは局所麻酔薬の副作用の1つで、重症例では痙攣重積や心停止に至ります。救急外来では局所麻酔薬を使用する機会が多く、LASTが生じる可能性がありますが、救急外来におけるLASTの報告は少ないのが現状です。国内外共に麻酔科領域や疼痛緩和領域からの報告が多く、救急外来での現状については十分に調査されていません。一方、卒後12年目（2021年4月時点）の救急医である筆者は、これまで3例経験しており、そこまでまれではないと感じています。LASTは局所麻酔薬によるアレルギー／アナフィラキシーとは病態が異なりますが、認知されていないために、LASTをアレルギー／アナフィラキシーと勘違いして診断・治療されていることもあります。局所麻酔薬を使用する際には、あらゆる場面でLASTを生じる可能性を念頭に置いておかなければいけません。

海外では米国区域麻酔学会（ASRA；American Society of Regional Anesthesia and Pain Medicine）や英国・アイルランド麻酔科医協会（AAGBI；The Association of Anaesthetists of Great Britain and Ireland；AAGBI）が局所麻酔薬中毒に関するガイドラインを策定しています。それらを踏まえ、国内では日本麻酔科学会が「局所麻酔薬中毒への対応プラクティカルガイド」を2017年に策定しています。

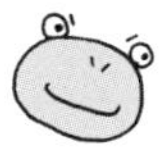

## LASTの症状と診断

LASTの診断には明確な基準はなく、診断は臨床的に行われます。局所麻酔薬を使用した後に、表1 [1]のような症状が出現した場合には、まずLASTを疑うべきです。また、他の疾患よりもLASTが強く疑われる状況ではLASTとして対応します。症状発現までの時間には幅があり、血管内への直接流入による即時型（数十秒以内）と、組織からの移行や活性型の代謝物の蓄積による遅延型（分単位で進行）があります。症状出現時に血液を採取して血中濃度を測定しておくと、後で診断の補助になりますが、早急な対応が求められることから、現実的には難しいことが多いです。

**表1** LASTの症状

| | 具体的な症状 | 補足 |
|---|---|---|
| 中枢神経系 | 舌・口唇のしびれ感、多弁、呂律障害、興奮、めまい、ふらつき、意識障害、痙攣 | 初期には興奮系の症状が出現し、進行すると抑制系の症状に移行する |
| 心血管系 | 高血圧、頻脈、心室性期外収縮（興奮系の中枢神経症状に伴う） | 中枢神経症状を呈さずに循環虚脱・心停止に至る例もある |
| | 洞性徐脈、伝導障害、低血圧、循環虚脱、心停止 | |

**表2** LAST治療のためのチェックリスト

| | |
|---|---|
| 投与中止 | 速やかに局所麻酔薬の投与を中止する |
| 応援要請 | 急変対応、脂肪乳剤の準備、体外循環を考慮、（余裕があれば）静脈路確保時に血中濃度測定用の採血 |
| 気道管理 | 酸素投与、気道確保、人工呼吸 |
| 痙攣への対応 | 抗痙攣薬としてはベンゾジアゼピンが推奨、低血圧・徐脈ではプロポフォールは使用しない |
| 低血圧・徐脈への対応 | 脂肪乳剤投与を考慮、心停止ならCPRを開始する |

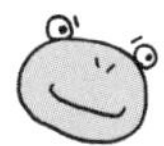

## LASTの治療

ASRAの「LAST治療のためのチェックリスト」には、**表2**[2)]のような項目が記載されています。

抗痙攣薬としてはベンゾジアゼピンが第一選択となります。なお、プロポフォールは溶媒が脂肪乳剤であるため、後述する脂肪乳剤投与の代用としても考えられそうですが、循環動態への影響を懸念して特に低血圧・徐脈では使用してはいけないとされています。

重症例では20%脂肪乳剤（イントラリポス®など）の投与が推奨されていますが、投与基準は明確になっていません。循環動態が不安定／心停止での使用は一般的になっているものの、循環動態が安定していて中枢神経障害のみの場合の使用については一定の見解はないようです。また、施設によっては手術室や救急外来に脂肪乳剤を常備しているところもありますので、皆さんの施設でも確認してみてください。



**脂肪乳剤の投与方法：Lipid Emulsion Therapy**[1)]

- 1.5mL/kg（体重70kgで約100mL）を約1分かけて投与※
- 続いて速度0.25mL/kg/分で持続投与開始
- 5分後、循環の改善が得られていなければ1.5mL/kgを再投与するとともに持続投与量を0.5mL/kg/分に増量。ボーラス投与は最大3回まで、最大投与量の目安は12mL/kg。

※ ASRAでは体重70kg以上で初回投与量を100mLとし、体重にかかわらず投与時間を2〜3分以上として記載されています。

心停止時のアドレナリンは、ASRAではボーラス投与量として1μg/kg未満と記載されているものの、日本麻酔科学会では蘇生ガイドラインに準じて投与と記載されており、一定の見解はないようです。

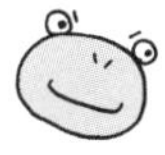

## LASTの予防

ここまで、診断や治療について勉強してきましたが、最良の道は発生させないことです。以下の予防項目はどれも絶対ではないものの、確率を下げることが期待できます（詳細は日本麻酔科学会の「局所麻酔薬中毒への対応プラクティカルガイド」をご確認ください）。LASTは医原性に起きるわけですから、予防策を講ずることで、現場で安全に局所麻酔薬を使用したいものです。

- **患者背景に注意**

  アシドーシス状態、乳児、肝機能障害、心不全患者では特に注意が必要。

・**投与量を減らす**

濃度を薄くして使用する、使用量を減らす、などで薬剤の投与量を減らします。最も効果が期待されます（極量を超えない投与量でもLASTが生じることがあるので要注意）。

・**分割投与**

少量（3〜5mL）ずつ分割して投与し、1回投与ごとに患者の状態を観察します。

・**局所麻酔薬の種類**

局所麻酔薬によって起こりやすさに差があるため、起こりにくい薬剤（ロピバカイン、レボブピバカインなど）を選択します。

・**穿刺後の吸引テスト**

血管内投与を防ぐ目的で、穿刺針や留置カテーテルから血液が吸引されないことを確認してから投与します。

・**超音波ガイド下に投与**

末梢神経ブロックでは穿刺針や留置カテーテルの先端位置を超音波で確認しながら投与します。

・**試験投与**

局所麻酔薬の投与前に少量のアドレナリンを試験投与して脈拍数や血圧の変化を見ます。投与後に血圧や脈拍数の上昇が見られた場合は、血管内投与の可能性があります。

今回のCASEは、リドカインによるLASTが疑われたため、20%脂肪乳剤90mL（1.5mL/kg）をボーラス投与したところ、数分後にはしびれ感が軽減し、投与から30分もせずに意識は完全に回復しました。その後、経過観察および腰痛に対する精査加療目的に入院となりましたが、関連した症状の再燃はありませんでした。

脂肪乳剤投与の適応については明確な基準はなく、今回のCASEのように意識障害はあるものの、循環動態が安定している場合に脂肪乳剤が必要かどうかは議論のあるところです。　　　　（武部 弘太郎）



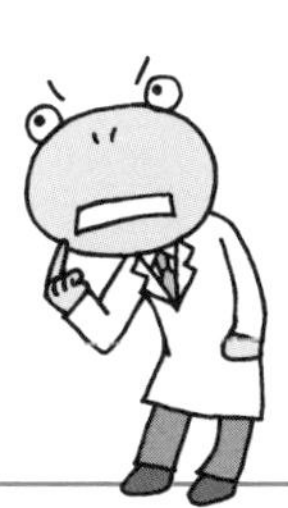

**POINT**

- **局所麻酔薬を頻繁に使用する救急外来ではLASTの予防を心掛ける**
- **LASTにはまさに「突然」遭遇する。生じた場合は迅速な診断と適切な治療が求められるため、あらかじめ勉強・準備しておくことが大切**

●参考文献

1）日本麻酔科学会「局所麻酔薬中毒への対応プラクティカルガイド」

2）American Society of Regional Anesthesia and Pain Medicine「Checklist for Treatment of Local Anesthetic Systemic Toxicity」

3）AAGBI Safety Guidelines「Management of Severe Local Anaesthetic Toxicity」

4）Weinberg G. Anesth Analg. 2016;122:1250-2.

5）Cao D, et al. J Emerg Med. 2015;48:387-97.

6）Tintinalli JE「Tintinalli's emergency medicine : a comprehensive study guide」（McGraw-Hill、2016）

7）Hayaran N, et al. J Clin Anesth. 2017;36:36-8.

# 脳梗塞超初期はMRIが正常なこともある!?

AIM

- 脳梗塞超急性期のMRI所見を知る
- 脳梗塞疑い症例でMRI正常だった場合の次の一手を知る

CASE

70歳男性。既往症や治療中の疾患は特にない。救急要請5分前までいつも通り生活していたが、喋りにくそうにしていることに妻が気付き、救急要請。救急隊接触時には明らかな構音障害と右上下肢の不全麻痺あり。頭部CTで出血所見がなく、頭部MRI拡散強調画像(MRI-DWI)で高吸収域は指摘できなかった図1。

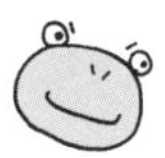

## MRI所見がない脳梗塞!?

血糖値の異常や痙攣発作などは"脳梗塞もどき"としてよく知られています。一方、急性発症で痙攣もなかったということであれば、今回のCASEは脳梗塞が強く疑われます。実際にこの症例は脳梗塞だったのです。しかし、MRI-DWIで高吸収域はありませんでした。

MRI-DWIは、通常のT2強調画像に比べれば急性期脳梗塞の検出に有用といわれます。一方で、その偽陰性率は、発症3時間以内で26%、12時間以内でも19%との報告があります[1]。過信はできないのです。

**図1　頭部MRI拡散強調画像**

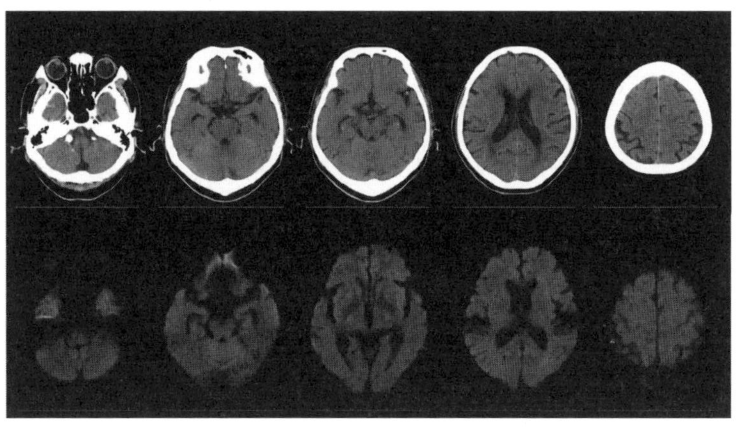

ここでは、脳梗塞が強く疑われるにもかかわらず、画像の変化が乏しいときのアプローチ法をまとめます。

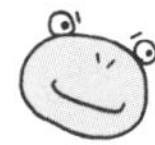

## 脳梗塞の標準治療

脳出血と脳梗塞の大きな違いは、脳梗塞には患者の予後を大きく変えられるかもしれない根本的な治療法があるというところです。脳梗塞の治療は、組織プラスミノーゲンアクチベーター（tPA）と血管内治療です。脳梗塞の治療において大事なのは、tPAの適応と血管内治療の適応をいち早く見極めることです。脳卒中を強く疑う患者では、迅速に頭部CTを撮像して出血の有無を確認し、禁忌がなければtPAを投与するというくらいの姿勢が必要となります。基本的にtPAの適応がないのは、発症から4.5時間を超える場合、非外傷性頭蓋内出血の既往がある場合、胸部大動脈解離が強く疑われる場合、頭部CT、MRIで広範な早期虚血性変化が認められる場合——です[2、3)]。4.5時間以内ならいつでもよいというわけではなく、投与は早ければ早いほど良いです。さらに、血管内治療についても、遅れれば遅れるほど予後は悪化しますので、なるべく早く再灌流を目指す必要があります（基本的には6時間以内。日本では8時間までが適応とされています）。

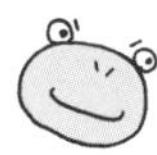

## 血管に着目すべし

発症超初期は、細胞が壊死していないため画像変化が現れません。しかし、これは絶大なるチャンスなのです。penumbraと呼ばれる、細胞死を免れている部分は、再灌流させれば救うことができます。画像変化を待つ間に細胞死はどんどん進んでしまうので、何とかして超初期の脳梗塞を見つけたいところです。そのためには、血管に着目しながら診断していくのが吉です。脳梗塞の基本病態は脳血管が閉塞すること、tPAや血管内治療の目的は再灌流ですからね。

脳梗塞の急性期に現れるCT上の変化はearly CT signとしてまとめられることがあります。その中の1つ、hyperdense MCA signは、血管閉塞が考えられる貴重な所見です。今回のCASEでは、左の中大脳動脈（MCA）にhyperdense MCA signと考えられる高吸収域があり、左MCA閉塞が疑われます **図2**。血管や血流の評価をしましょう。

**図2** hyperdense MCA signと考えられる高吸収域

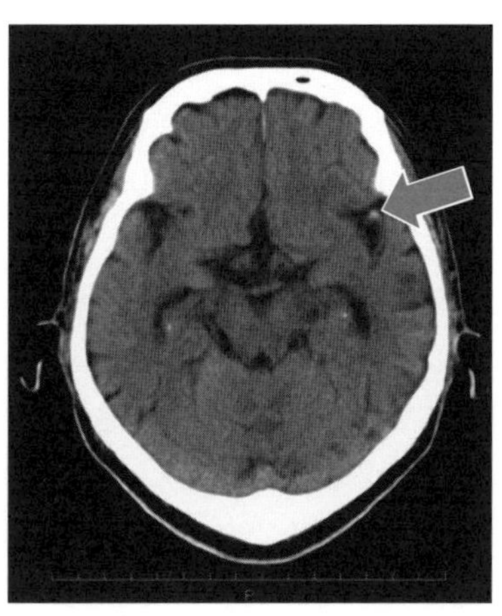

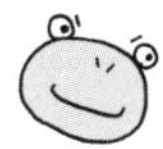

## 血管や血流の評価

血管や血流の評価をする方法としては、造影剤を用いて行うCT血管造影法（CTA）があります。前方系の近位血管閉塞があれば血栓の場所、サイズ、性状を把握できるほか、aortic arch の蛇行、Willis動脈輪、くも膜の側副血行も確認することができます。また、CT-Perfusionも有用です。CT-Perfusionは、造影剤を急速静注して撮像することにより、脳血流量、脳血液量、平均通過時間、ピーク到達時間を評価する方法です。脳血流量が落ちていれば、脳梗塞が疑われます。CTAとの違いとしては、毛細血管の血流量を測定することができるので、penumbraがどの程度存在しているかを評価できる点にあります。

MRAでは造影剤を用いることなく脳動脈の評価ができますが、時間がかかることや、MRIを撮像できない人がいること、CTAほどはっきりと血管が描出されない可能性があることは知っておかねばなりません。なお、MRIでもカドリニウムを使用してperfusion検査を行うこともできます。今回のCASEの患者はMRAでMCA閉塞が明らかになり、tPA投与に加えて血管内治療をすることで回復しました。（薬師寺 泰匡）

**POINT**

脳梗塞疑い症例でMRI正常だった場合は……

- 画像変化が起こるのを待たない
- 即時治療の開始、血管や血流の評価などのアクションを起こす

●参考文献

1）Chalela JA, et al. Lancet. 2007;369:293-8.

2）Zerna C, et al. Lancet. 2018;392:1247-1256.

3）日本脳卒中学会「rt-PA（アルテプラーゼ）静注療法適正治療指針 第二版」

# 深部静脈血栓症のエコー診断 2点だけで大丈夫？

## AIM

- 深部静脈血栓症のエコー検査において2-point ultrasonogpraphyが行われている根拠を知る
- 2-point ultrasonogpraphyの欠点を知る
- 中枢下肢静脈超音波検査について学び、適切なフォローアップにつなげる
- ミルキングやドプラについての利点・欠点を知る

## CASE

80歳女性。ADL自立。下肢の浮腫で夜間の救急外来を受診した。診察すると確かに両側に浮腫を認め、特に左下肢の浮腫が強い。深部静脈血栓症の否定のため、下肢静脈エコーを行おうと思っている。鼠径部と膝窩の静脈だけエコーを当てればよいとどこかで勉強したような気がするが、本当にそれで大丈夫だろうか。

ER Tips 15のテーマは、救急外来における深部静脈血栓症（DVT）のエコー診断です。「鼠径部と膝窩の2点にエコーを当てれば致死的になり得るDVTは否定できるんでしょ？」と思った方、自信を持ってその根拠を説明できますか。そして、その方法は本当に致死的になり得るDVTを除外できるのでしょうか。ここでは、一歩進んだDVTのエコー診断を一緒に学んでいきましょう。

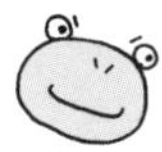

## DVTを臨床的に疑う

DVTはご存知の通り、静脈に血栓が生じる疾患で、下肢に多く発生するといわれています。疼痛や浮腫、さらには肺塞栓の原因でもあるため、時に致死的になります。それでは、DVTはいつ疑えばよいのでしょうか。表1[1]にDVTの臨床症状をまとめたので、一度おさらいしておきましょう。

また、DVTの臨床的なリスクスコアとして、「Well's criteria」が有名です表2[2]。様々なガイドラインやコンセンサスで「まずは臨床的なリスク評価を行うべき」とされています。

**表1 DVTの臨床症状**

| 症状 | 感度 | 特異度 |
|---|---|---|
| 腫脹 | 97% | 33% |
| 熱感 | 86% | 19% |
| 発赤 | 72% | 48% |

**表2 DVTにおける「Well's criteria」**

| | |
|---|---|
| 活動性の悪性腫瘍（6カ月以内の悪性腫瘍の治療 or 緩和ケア中） | 1点 |
| 麻痺あるいは最近のギプス装着 | 1点 |
| ベッド安静＞3日または手術＞12週（全身麻酔 or 区域麻酔） | 1点 |
| 深部静脈領域に沿った局所的な疼痛 | 1点 |
| 下肢全体の腫脹 | 1点 |
| 患側下腿の左右差＞3cm（脛骨粗面から10cm下で計測） | 1点 |
| 患肢に限局したpitting edema | 1点 |
| 患肢の表面静脈の側副血行路（静脈瘤を除く） | 1点 |
| 過去のDVTの指摘 | 1点 |
| DVT以外の鑑別診断がDVTと同じか、それ以上の確率であり得る | -2点 |

合計点数　0点：低リスク、1～2点：中等度リスク、3点以上：高リスク

さて、臨床的にDVTの可能性があると判断した場合、造影CTを撮像するのも方法の1つですが、肺塞栓の合併を強く疑わない場合、まずはエコー検査を行うことの方が多いと思います。それでは、DVTの診断や除外目的のエコー検査はどのように行いますか。

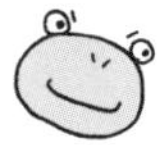

## DVTを2-point strategyで診断する

「近位側にあるDVTは2-point strategyで除外できる」と勉強された方も多いかと思います。2-point strategyとは、大腿静脈領域と膝窩静脈領域の２点のみをプローブで圧迫し、完全に潰れた場合に陰性とするという方法です。しかし、本当に２点の確認だけで問題ないのでしょうか。根拠となる文献を３つ紹介します。

### ① 遠位部のDVTは死亡率が低い？

Galanaud JP, et al. comparison of the clinical history of symptomatic isolated distal deep-vein thrombosis vs. proximal deep vein thrombosis in 11 086 patients. J Thromb Haemost. 2009;7:2028-34.

**研究デザイン：**多施設前向き観察研究

**対象：**症候性DVTを有するが肺塞栓を伴わない患者11086人

**比較：**遠位DVT患者と近位DVT患者の死亡率

**結果：**総死亡率は遠位DVT 2.7%(51/1921人)、近位DVT 7.5%(690/9165人)だった。ただし、肺塞栓に関連する死亡はそれぞれ0.3%(5/1921人)、0.6%(56/9165人)だった ($p=0.07$)。

ということで、近位DVTと比較して、遠位DVTは肺塞栓による死亡率が低い傾向にあるといえそうです。そしてこの文献が「救急外来では近位DVTを重視するべき」と考えられる根拠の1つとなっています。さらにこの考えを基にして、次に紹介する2-point strategyという方法が普及してきました。

### ② D-dimer＋2-point strategyでDVTが否定できるか？

Bernardi E, et al. serial 2-point ultrasonography plus D-dimer vs whole-leg color-coded Doppler ultrasonography for diagnosing suspected symptomatic deep vein thrombosis: a randomized controlled trial. JAMA. 2008;300:1653-9.



研究デザイン：前向き多施設ランダム化試験（非盲検）

対象：初発の症候性DVTの疑いはあるが肺塞栓は疑わない患者

介入：2-point strategy vs whole-leg strategy

【2-point strategy】

大腿静脈領域および膝窩静脈領域（膝窩静脈から腓腹静脈分岐部まで）を圧迫のみにて評価し、D-dimerも検査する。

- D-dimer陰性の患者は追加検査なし
- D-dimer陽性の患者は1週間以内にエコー検査を再検

【whole-leg strategy】

大腿静脈から下腿静脈系（後脛骨静脈・腓骨静脈・腓腹筋静脈・ヒラメ筋静脈を含む）を精査

結果：3カ月後の症候性の静脈血栓症は

2-point strategy群：7/801人（0.9%、95% CI：0.3-1.8%）

whole-leg strategy群：9/763人（1.2%、95% CI：0.5-2.2%）

このように2群間でほとんど差はありませんでした。確かにこの試験では2-point strategyの有効性が示されました。ただし、2-pointといっても実際には、膝窩静脈領域に関して腓腹静脈の分岐部まで追う必要があり、2「点」ではなく、2「領域」と考えた方がよさそうです。また、「症候性」の静脈血栓をアウトカムとしていますので、無症候性のDVTが見逃された可能性もあります。実際、その後になって2点だけでは見逃す症例があるのではないかという論文も出版されています。

### ③ 大腿静脈と膝窩静脈領域と連続していない近位部の血栓は約6%存在する

Adhikari S, et al. isolated deep venous thrombosis: implications for 2-Point compression ultrasonography of the lower extremity. Ann Emerg Med. 2015;66:262-6.

研究デザイン：単施設後向き観察研究

対象：DVTを疑い、whole leg ultrasonography（全下肢静脈エコー検査）を施行した患者2451人

解析：DVTの有無と部位

結果：DVTを有していたのは362/2451人。そのうち、23人（6.3%）に2-point ultrasonographyの走査範囲外の近位側の静脈にDVTが存在した。

1つ目に紹介した文献から考えると、どうやらDVTを疑った際に「2点のみのエコー検査だけやれば安心」というわけではなさそうです。

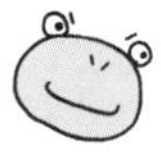

## 2-point strategyの代わりにECUSを

2-point strategyが完璧でないなら、どうすればよいのでしょうか。もちろん、whole-leg strategyを行ってもよいのですが、こちらは習得までに時間を要し、多くは検査技師や専門医によって行われます。また、1回の検査に時間がかかるため、救急外来で行うには適していないかもしれません。

2018年に発表された米国心臓協会（AHA）でのコンセンサスレポートでも「救急外来や僻地、時間外診療時などではその技術があればポイントオブケア超音波を行う」との記載があります[3]。

しかし1つ目に紹介した文献を理由に、ポイントオブケア超音波であっても、2-point strategyよりも近位部の静脈を連続してみることを推奨しています。これは、中枢下肢静脈超音波検査（ECUS；Extended Compression Ultrasound）といわれています。

下腿のエコー検査は描出が困難で時間もかかりますが、ECUSであれば比較的簡単に習得できると思います。ただし、whole leg ultrasonographyで陰性であればその後のフォローアップは不要であるのに対し、ECUSを行った場合は1週間以内にwhole leg ultrasonographyを行うことがAHAや国内のガイドラインで推奨されているので注意が必要です[3、4]。



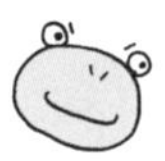

## ドプラやミルキングは有効か

DVT診断のgold standardは静脈圧迫法ですが、カラードプラ・パワードプラ・パルスドプラを適宜併用することが一般的といわれています[4]。前述のAHAのコンセンサスレポートでもwhole leg ultrasoundにドプラ検査を伴うCDUS（Complete Duplex Ultrasound）を最も推奨しています[3]。もちろん、前述のECUSに加えてドプラを利用してより精度を上げてもよいと考えられます。例えば、エコー検査では直接的な描出が困難な場合でも大腿部でのパルスドプラの左右非対称性で腸骨静脈領域のDVTを疑うことができます。

一方、用手的に下腿を圧迫させて血流を誘発させる「ミルキング」に関しては、血栓の存在が診断できた場合には肺塞栓症の発症を誘発する可能性が低いながらもあるので行うべきでないとされています[3、4]。したがって、ミルキングは「血栓の診断」ではなく、「血栓の否定」に用いるべきでしょう。

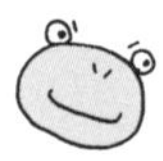

## まとめ

前述のAHAからのコンセンサスレポートでは、先ほどのECUS、CDUSに加え、whole leg ultrasonographyでドプラ検査を伴わないものをCCUS（Complete Compression Ultrasound）、2「領域」を圧迫する方法を2-CUS（2-region Compression Ultrasound）と呼んでいます。**図1**[3]および**表3**にまとめておきます。

**図1** 下肢静脈と各種エコー検査の概要

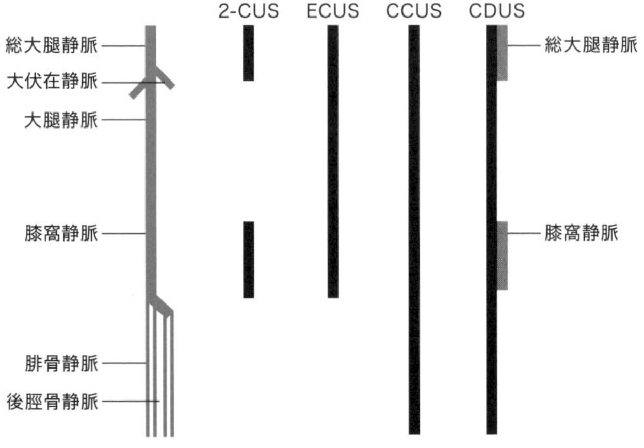


2-CUS：2-region compression ultrasound
ECUS ：extended compression ultrasound
CCUS ：complete compression ultrasound
CDUS ：complete duplex ultrasound

圧迫による検査を行う部位
ドプラ検査を行う部位

**表3** 下肢静脈検査の種類

| 検査の種類 | 2-CUS | ECUS | CCUS | CDUS |
|---|---|---|---|---|
| 走査範囲 | 大腿静脈・膝窩静脈領域の２領域 | 大腿静脈～膝窩静脈領域まで連続的 | 大腿静脈から下腿静脈系まで | 大腿静脈から下腿静脈系まで |
| ドプラ | なし | なし | なし | あり |
| メリット | 簡便 | やや簡便 | 見落としの可能性が低い | 見落としの可能性が極めて低い |
| デメリット | ・近位のDVTであっても走査範囲以外の領域の血栓を見落としてしまう（全DVTの約6%）<br>・1週間以内に再検査が必要 | ・遠位のDVTは評価できない（遠位DVTによる肺塞栓の死亡率は0.3%）<br>・1週間以内に再評価が必要 | ・時間がかかる<br>・手技取得に修練を要する<br>・腸骨静脈領域が直接描出できない際に見逃しが生じ得る | ・時間がかかる<br>・手技取得に修練を要する |

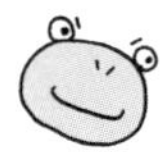

## 今回のCASEでは

その日は夜間ではあるが、救急外来は混雑していなかったので、2-CUSだけでなく、ECUSまで施行したところ、大腿静脈の大伏在静脈との分岐部（SFJ；Sapheno-Femoral Junction）よりやや遠位部に血栓の存在が疑われました。なお、血栓は浮遊しているように思われたため、ドプラ法は施行したが、ミルキングは施行しませんでした。同日に循環器内科へコンサルトし、抗凝固薬の投与目的に入院管理となりました。

時に致死的になり得るDVTだからこそ、正しい知識とフォローアップの方法を身に付けたいですよね。なお、実際のエコーの方法や所見については参考文献5）に分かりやすく掲載されていますので、ぜひご覧いただければと思います。

（宮本 雄気）

**POINT**

- 2-point ultrasonographyは、簡便かつ迅速にDVTの除外ができる一方で、近位DVTを見逃すリスクが少なからずある
- 診療に余裕がある場合は、2-point ultrasonographyではなく、ECUSを行う
- ドプラ検査やミルキングを併用しながら診断精度を上げる
- DVTを疑い、2-point ultrasonographyやECUSしか行わなかった場合は、1週間以内にフォローアップしwhole leg ultrasonographyを行う

●参考文献


1）Sandler DA, et al. Lancet. 1984;2:716-9.

2）Wells PS, et al. JAMA. 2006;295:199-207.

3）Needleman L, et al. Circulation. 2018;137:1505-15.

4）日本循環器学会「肺血栓塞栓症および深部静脈血栓症の診断、治療、予防に関するガイドライン（2017年改訂版）」

5）Barillari A, et al. J Med Ultrasound. 2011;19:103–8.

# 肺エコーを活用しよう！

**AIM**

- 肺エコーが有用な場面を知る
- 肺エコーの基本的な異常サインを知る

エコーは侵襲性がほとんどなく、患者を動かさずに繰り返し検査ができるため、救急では大変役立つ検査機器です。皆さんが使う部位としては、心臓と腹部が多いと思いますが、実は肺にも活用できます。ここでは、肺エコーをよく用いる場面を2つ紹介します。

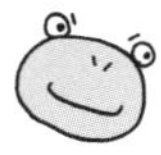

その1

## 気胸を疑ったとき

**CASE 1**

70歳男性。中心静脈カテーテル留置のため、右内頸静脈を穿刺していた際、急に呼吸困難を訴え、$SpO_2$ 85%まで低下した。

とりあえず酸素投与しながら、ポータブルレントゲンをオーダー。気胸を疑いながらも、早く何が起こっているか確かめたい。このようなときはエコーを当ててみましょう。穿刺のときにガイドとして使ったエコーがすぐ手元にあるはずですね。

健常者では、呼吸に合わせて臓側胸膜と壁側胸膜がずれて動くのが分かります（lung sliding）。このずれが見えないとき、気胸を疑います。胸腔内で空気は上にたまるので、臥位で気胸を探すときは前胸部にエコーを当てましょう。胸膜の観察なので、浅い部分がはっきりと見えるようにリニア型のプローブを使うとよいです。所見が分かりにくい場合は、健側と比較してみましょう。気胸を疑ったら、そのままエコーを側胸部に移動させ、潰れた肺が胸壁に接しているところ（lung point）図1 [1]が見えてきたら、気胸は確実といえます。臥位のX線では小さい気胸は見つけにくいことが多いので、エコーは有用です。外傷性気胸でもエコーの感度は91%と有用性が報告されています[2]。

図1 lung point

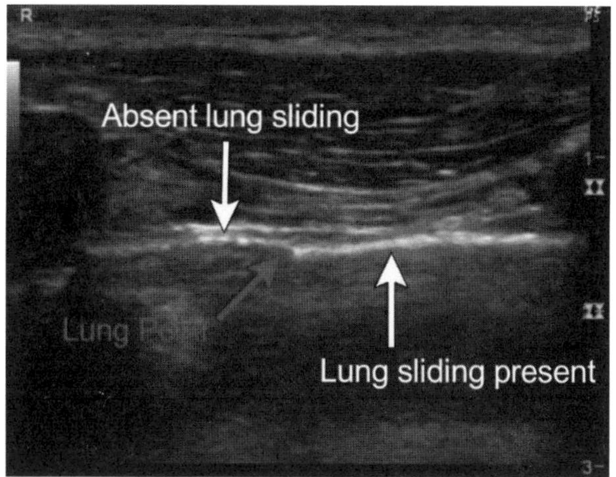

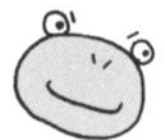

その2

## 喘鳴の鑑別をしたいとき

### CASE 2

70歳女性。既往に慢性閉塞性肺疾患（COPD）と心不全がある。夜間からの呼吸困難で救急搬送された。搬送時は喘鳴があり、酸素マスク4Lで$SpO_2$ 90%だった。

レントゲンの所見だけでは、心不全の肺水腫なのか、はたまた肺炎を伴うCOPD急性増悪なのかは判断が難しいことが多いです。呼吸器科と循環器科が患者を譲り合う場面を目にすることもあるでしょう。このようなとき、エコーが手掛かりになることがあります。気胸と違い、肺の深部まで観察することになるのでコンベックス型のプローブを使いましょう。

肺に水がたまると、エコーでは胸膜から縦方向に何本もの白い筋が見え

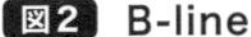

図2 B-line

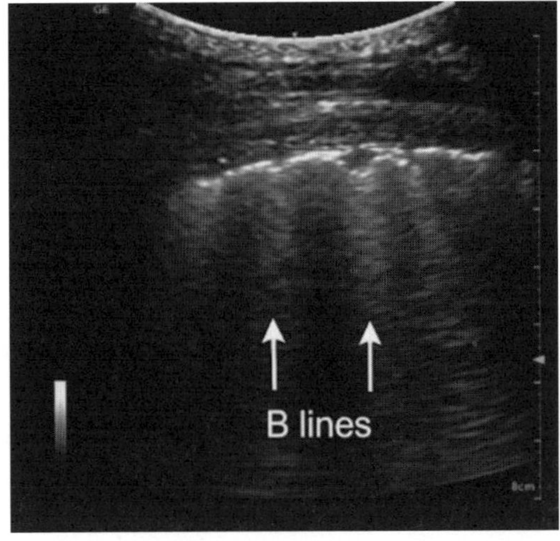

ます。これは「B-line」と呼ばれ、肺小葉隔壁の静脈うっ血によるアーチファクトを反映しています 図2 [1)]。呼吸に合わせて動くことも分かればなおよいです。両側性にB-lineを認めれば、肺水腫を疑うことができます。なお、肺に水がたまる病態を示す疾患として、ほかにも間質性肺炎や急性呼吸窮迫症候群（ARDS）が鑑別に挙がります。

COPD急性増悪では、皮膚と胸膜の間に、等間隔で横方向に何本か白い筋が見えます。これは「A-line」と呼ばれ、超音波が胸膜で反響しているアーチファクトを反映しています 図3 [1)]。これは、正常肺でも見られますし、喘息や肺血栓塞栓症でも見られます。

つまりCASE 2では、B-lineがあれば肺水腫、A-lineがあればCOPD急性増悪というわけです。

このように、臨床的な所見に加えて、肺エコーを上手に使えば病態の鑑別に有用です。上記のほかにも、肺炎や膿胸、無気肺にも有用とされます。CTへの移動が難しい重症患者でもエコーはすぐに使えて便利です。肺にエコーを当ててみてはいかがでしょうか。さらに勉強したい方は、無気肺にも有用とされ、急性呼吸不全をエコー所見で鑑別する「BLUE (Bedside

図3 A-line

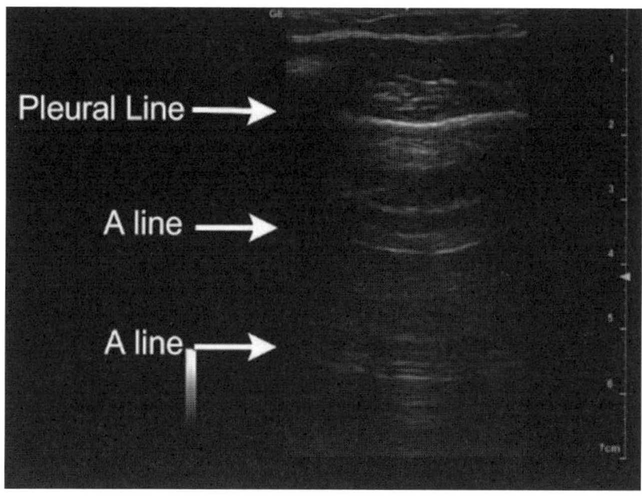

Lung Ultrasound in Emergency) プロトコル」というアルゴリズムがあるので、一読をおすすめします[3]。（近藤 貴士郎）

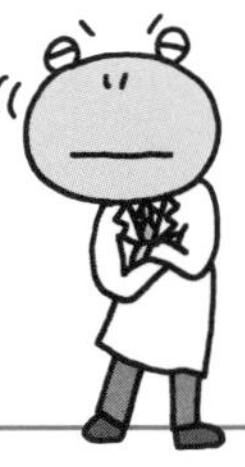

POINT

- lung slidingなし、lung pointあり→気胸
- 肺水腫かCOPD増悪かは、A-lineとB-lineの有無で判断できる

●参考文献

1）Raheja R, et al. Cureus. 2019;11:e5233.

2）Chan KK, et al. Cochrane Database Syst Rev. 2020;7:CD013031.

3）Lichtenstein DA, et al. Chest. 2008;134:117-25.

# 第3章

# マイナー救急に関する ER Tips

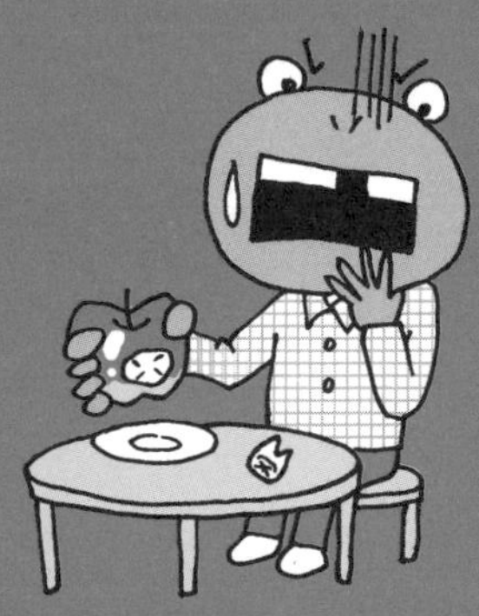

# 耳鼻科のマイナー救急
# 鼻出血や異物だけじゃない！

**AIM**

- **救急で出くわす耳鼻科疾患とその初期対応のポイントについて知る**
- **耳鼻科の救急に関する教育ツールについて知る**

マイナー救急は、眼科、耳鼻科、泌尿器科、整形外科、皮膚科、形成外科などの様々な科にまたがり、致死的な疾患もまれに存在することから、苦手にしている先生は多いのではないでしょうか。しかし、救急で遭遇する疾患は限られているため、代表的なものについて初期対応を十分に学んでおけば、それほど怖いことはありません。肘内障や異物除去などは救急外来で治療ができて、患者や家族に限らず医療者の満足度も高いと思います。ここでは、マイナー救急の中から耳鼻科の救急を取り上げたいと思います。

## 外科的な耳鼻科疾患

### ① 鼻出血

鼻出血は最も頻繁に遭遇するものではないでしょうか。初期対応として、まずはABCを安定させましょう。血液誤嚥による窒息、出血性ショック、迷走神経刺激による失神に注意です。原因とリスクを考えることも重要です。抗凝固薬や抗血小板薬の内服の有無を確認しましょう。リスクがあれば血液検査を考慮します。最後に帰宅後の注意点、再出時の応急処置についてしっかりと説明します。帰宅後に、「鼻いじりや鼻かみ、鼻すすりを避けること」「血圧が上がるような行為（飲酒、長時間の入浴、激しい運動）を避けること」を、再出血時には「鼻翼をつまんで下を向き、20〜30分程度その姿勢を保つこと」を指導します。

**② 異物（咽頭、外耳道、鼻腔）**

咽頭異物がこの中では最も頻度が高いですね。外耳道異物、鼻腔異物は小児に多いです。異物の除去では深追いしないことが重要です（特に外耳道異物）。また、処置前には異物が取れない可能性があることを説明しておきましょう。咽頭異物については、異物が見つからないことも多いため、フォローアッププランを十分に説明します。異物除去後には損傷や出血の有無を確認しましょう。帰宅時には「異物によって粘膜に傷が付くと異物がまだそこにあるような感覚が残ることもあること」「翌日以降にも痛みが持続する場合には耳鼻科で精査を受ける必要があること」を伝えます。

**③ 外傷（耳介裂傷、耳介血腫、鼻骨骨折、鼓膜穿孔）**

耳介裂傷については、アドレナリン入り局所麻酔薬は避けた方が無難です（実は使用しても問題ないという報告もあります）。耳介血腫予防に固定を十分行いましょう。耳介血腫については、美容的問題が生じやすいため、積極的に対応します。再発しやすいため、適切な圧迫処置と固定を心掛けましょう。耳介裂傷と耳介血腫は24〜48時間以内に再診もしくは耳鼻科受診を指示します。

鼻骨骨折については、鼻骨以外の外傷、鼻中隔、鼻中隔血腫の確認を忘れてはいけません。小児では鼻中隔血腫が呼吸状態に影響を与えることもあります。

鼓膜穿孔については、血液のために耳鏡検査が困難な場合もしばしばありますが、深追いはしない方がよいです。耳小骨に損傷がある場合は、これらの構造をさらに傷つけてしまう危険があります。

# 内科的な耳鼻科疾患

## ① めまい

walk inだけでなく、救急車で搬送される主訴としても多いですね。めまいは、とにかく病歴が大事です。めまいという1つの主訴でも、眼前暗黒感、回転性めまい、ふらつき感など詳細な症状は複数あり、それ次第で鑑別疾患は異なります。患者が訴えるめまいをはっきりさせましょう。

また、中枢性めまいを否定せずに、歩けない患者を帰してはいけません。末梢性めまいの中でも良性発作性頭位めまい症（BPPV）と突発性難聴については診断にこだわりましょう。メニエール病や前庭神経炎は救急外来での診断は困難であり、対症療法しかできません。

## ② 咽頭痛

咽頭痛にはまれな致死的疾患が隠れており、最も注意しなければならない症候です。急性心筋梗塞の放散痛である可能性を忘れてはいけません。病歴で嚥下時痛があるか、身体所見で咽頭所見があるかの2点をチェックし、共になければ心電図を考慮しましょう。

5 killer sore throat（急性喉頭蓋炎、扁桃周囲膿瘍、咽後膿瘍、口腔底蜂窩織炎、化膿性血栓性内頸静脈炎）は必ず鑑別疾患として考慮します。この中でも、急性喉頭蓋炎の場合には特に気道緊急として意識しましょう。気管挿管、外科的気道確保の準備を早急に行います。

急がない咽頭炎として、抗菌薬治療が必要なA群溶血性レンサ球菌咽頭炎をウイルス性咽頭炎と誤診せずにしっかり診断しましょう。問診、診察を基にModified Centor Criteriaを付け2点以上であれば、迅速検査を行い、診断をつけます。

## ③ 顔面神経麻痺

特発性顔面神経麻痺はステロイド、Ramsay Hunt症候群は抗ウイルス薬の早期開始が重要で、後遺症を残し得るため、早期診断が不可欠です。

顔面神経麻痺を疑ったら、まず頭蓋内病変の否定から。片側性顔面神経麻痺は大きく分けて、中枢性・末梢性・外傷性の3つです。鑑別に有用なのは神経学的所見、急性発症か否か、随伴症状がないか、外傷歴がないかです。

特発性顔面神経麻痺、Ramsay Hunt症候群は共に入院は必要ではありませんが、直近での耳鼻科受診を勧めましょう。Ramsay Hunt症候群の場合には遅れて耳介周囲、外耳道の水疱形成を認めることがあります。耳痛やめまいも遅れて発症する可能性があることと併せて説明します。

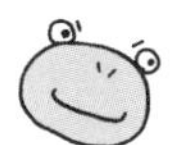

## 耳鼻科の救急に関する教育ツール

自施設の耳鼻科の先生にお願いして、教えていただくことも1つの方法ですが、網羅的に学ぶのは難しいと思います。そこで、2つの勉強会を紹介します。

### ① 日本プライマリ・ケア連合学会主催の耳鼻咽喉科プラクティス

耳鼻科専門医から学べ、講義と実習の両方から構成されていて実践的な内容になっています。

### ② T&Aマイナーエマージェンシー

非専門医のための外科系救急初期診療コースです。こちらも講義と実習の両方から構成されていて、シナリオを通じて学んでいくという実践的な内容です。耳鼻科の内容だけでないのと、外科的の疾患のみに限っていることには注意が必要です。

（竪 良太）

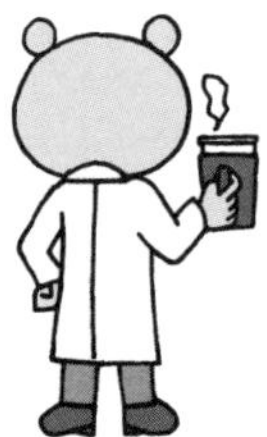

## POINT

- 耳鼻科のマイナー救急は大きく外科的・内科的に分けて考える
- 外科的な耳鼻科疾患については、鼻出血・異物・外傷に分類して初期対応を理解しておく
- 内科的な耳鼻科疾患については、めまい・咽頭痛・顔面神経麻痺に分類して初期対応を理解しておく

●参考文献

1）「ERマガジン」Vol.11 No.3（シービーアール、2014）

2）岩田充永「増刊レジデントノート」Vol.16 No.11（羊土社、2014）

# 眼科のマイナー救急
# 見逃すと厄介な超マイナー疾患

**AIM**

- **マイナーだけど重要な眼科救急診療を身に付ける**

救急外来での診療では「命には関わらない、けれども無視できない」といった、いわゆる「マイナーエマージェンシー」に多く遭遇します。ここでは眼科救急を一通り勉強した人のために、マイナー中のマイナーですが、見逃すと厄介な眼科疾患の症例を紹介したいと思います。

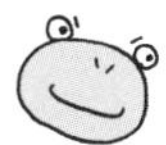

## 白内障が原因で緑内障に？

### CASE 1

85歳女性。重度の認知症にて高齢者施設に10年以上入所している。訴えは様々だが、どうやら2日前から左眼の奥を痛そうにしているとのこと。ここ2～3年、そのようなエピソードは一切なかったこともあり、脳卒中を心配した施設職員と共に休日の救急外来に受診。細隙灯顕微鏡の所見（左眼）を 図1 [1]に示す。

〈既往歴〉

認知症：家族や施設職員のことも認識できない。夜間せん妄あり

高血圧：降圧薬を内服。起床時の収縮期血圧は140mmHg前後

白内障：両眼とも成熟白内障にてほとんど視力はない

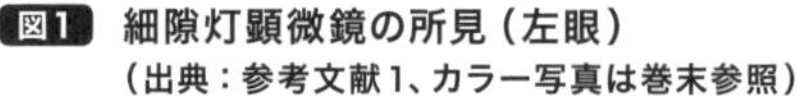

**図1 細隙灯顕微鏡の所見（左眼）**
**（出典：参考文献1、カラー写真は巻末参照）**

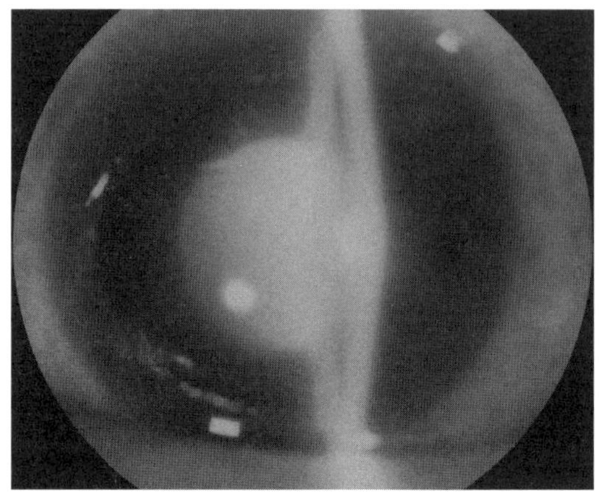

担当医は成熟白内障の所見について施設職員に尋ねたが、「眼の白いのは2〜3年くらい前から変わりません」とのことでした。神経所見は異常なし、頭部CT検査では頭蓋内出血の所見は指摘できず、血液検査でも大きな異常は認められませんでした。なお、視野に関してはもともとほとんど視えていないこともあり、変化があるかどうかは不明でした。「眼は確かに真っ白だけど、見え方に変化があるかどうか分からない……。原因はちょっと分からないけど、頭蓋内出血は否定的だし、今日は帰宅の指示でいいか」と考えた担当医は「頭の出血はなさそうですね」と説明し、患者を帰宅させました。後日、眼科の医師から「このあいだ救急に来ていた高齢の女性、“水晶体融解性緑内障”だったよ」と指摘を受けました。どうやら後日手術にもなったようです。

水晶体融解性緑内障という疾患、初めて知った方もいるのではないでしょうか。水晶体融解性緑内障とは、水晶体から漏れ出した水晶体物質自体、もしくはこれを貪食したマクロファージによって、線維柱帯間隙が閉塞してしまい房水が流れなくなって生じる続発性緑内障の一種です[2)]。そして、水晶体融解性緑内障の多くは成熟・過熟白内障を有している患者が多いとされています。つまり、白内障が原因となって、緑内障を生じると考え

**図2 成熟・過熱白内障が原因となって緑内障を生じる疾患の例**

- 水晶体融解性緑内障
- 水晶体起因性ぶどう膜炎による続発性緑内障
- 膨潤白内障による続発性閉塞隅角緑内障

ることができます。

その他、成熟・過熱白内障が原因となって緑内障を生じる疾患の例を図2に示します。

水晶体起因性ぶどう膜炎は、水晶体から漏出した水晶体物質に対する免疫反応によって生じるぶどう膜炎であり、炎症物質が続発性緑内障を引き起こします。水晶体融解性緑内障は免疫反応の関与はなく、炎症反応も乏しい一方で、水晶体起因性ぶどう膜炎は免疫反応・炎症反応が大きく関与しています[2)]。まれに外傷などでも水晶体物質が漏出することがあるので、眼周囲の外傷がなかったかについての病歴聴取も重要になります。

膨潤白内障は、成熟白内障が進行した際に、水晶体皮質が液状化し、眼内の水分を吸収することによって水晶体が膨化することを指します。この膨化した水晶体が隅角を閉塞することで急性緑内障発作を引き起こします。

これらの疾患は、いずれも緊急または準緊急で治療・手術が必要になる可能性があります。つまり、救急医が見逃してはいけない疾患なのです。

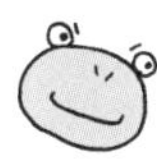

## そんなマイナーな疾患、覚えないといけないの？

これらの疾患は覚えておくに越したことはありませんが、「こんなの全部覚えられない！」と思う方もいるかもしれません。でも大丈夫です。これらの疾患は眼圧さえ測れば、（正確な診断名が分からなくとも）緑内障発作があるということに気付けます。大事なのは「眼科疾患の可能性を少しでも考えたなら、眼圧は測定した方がよい」ということです。この原則は重度の白内障があっても、視力がほとんどなくても変わりません。視力だけでなく、視野や眼圧も眼科のバイタルサインと心得て、いつでも測定できるようにしましょう。

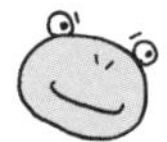

## 眼科術後の眼の打撲は要注意！

### CASE 2

35歳男性。2歳の息子の指が患者の右眼を突いてしまった。右眼の痛みが持続するため、夜間に救急外来受診した。内科的既往はない。

〈既往歴〉

10年ほど前にLASIK手術（以下、レーシック）をした

〈検査〉

視力は右眼0.3、左眼1.2。眼圧は両眼とも12mmHgと正常範囲。視野障害・複視も見られず、対光反射も両側正常、RAPDも陰性。細隙灯顕微鏡検査では右眼に2mm×2mm程度の角膜びらんの所見を指摘した

オフロキサシン眼軟膏（タリビット®眼軟膏）を塗布し、眼帯処置を行いその日は帰宅してもらいました。軽症だったため、「痛みが改善しなければ眼科受診を指示」と担当医は当初考えていました。しかし、「レーシックをした」という点が気になったため、翌日眼科を受診することを指示しました。

後日、眼科の医師から「このあいだはレーシック術後の患者さんの紹介ありがとう。あの患者さん、角膜実質にも少し異常があったので、紹介してくれてよかったよ！」とフィードバックがありました。

CASE 2は「レーシック術後の眼打撲」でしたが、レーシックに限らず、眼の手術後の患者の眼打撲は軽症であっても、翌日眼科へ紹介するのが

よいと考えられます。例えば、白内障術後の患者であれば打撲により、眼内レンズの亜脱臼や脱出が生じることもあります。なお、レーシックは以下の要素から構成されます。

① 角膜上皮（または実質層の一部を含む）フラップをつくり、それをめくる
② 角膜実質が露出されるので、それをレーザー照射で削る
③ フラップを元の位置に戻す（無縫合で接着させる）

このように無縫合でフラップを接着させるため、一般的に、術後数カ月は眼周囲を打撲しないよう注意しなければなりません。しかし、時に数年経過していてもフラップがずれてしまうことがあります。中には術後10年経過した眼打撲でずれてしまった症例も報告されています[3)]。10年も経過すると、患者も既往歴として申告してくれないことがあります。そのため、「レーシックを含めて目の手術はされていませんか?」とクローズドクエスチョンで積極的に尋ねましょう。

紹介した2つの症例ですが、疾患自体は難しくても、大事なことは「問診」と「基本的な診察」だということにお気付きいただけたでしょうか。難しい疾患こそ、基本に立ち返って診察していきたいですね。（宮本 雄気）

**POINT**

- 眼科の診察では問診・視力測定・視野測定・眼圧測定を怠らない
- 眼科手術の既往のある患者の眼打撲は眼科紹介が望ましい
- 基本に立ち返ることで、難しい疾患も見逃さない

●参考文献


1）西野和明, 他. 臨床眼科. 2013;67:1078-81.
2）庄司信行. 眼科. 2009;51:1340-3.
3）Rodríguez NA, Ascaso FJ. N Engl J Med. 2013;368:e1.

# 歯科のマイナー救急
# 欠けた！ 折れた！ 抜けた！

**AIM**

- **歯の解剖と正しい名称を覚える**
- **歯の外傷について正しく評価できるようになる**
- **救急外来で遭遇する歯科疾患の概要を学ぶ**

救急外来には「歯が痛い」「歯をぶつけた」などの歯科関連の訴えで受診される方もいます。もちろん、すぐに歯科へ紹介することができればよいですが、他の外傷が合併している場合や、深夜で歯科へ紹介できない場合など、救急医が初期診療をしなければならない状況もありますよね。そのような時のために、救急外来でよく遭遇する歯科疾患を解剖も交えて紹介したいと思います。

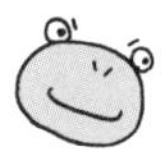

## 歯の解剖学

歯列は歯科へコンサルトするときに必須の知識です。まず、永久歯は32本・乳歯は20本からなることを知っておきましょう。特に学童期の場合、治療の緊急性にも関わるため、乳歯か永久歯かは評価しておく必要があります。永久歯は中切歯・側切歯・犬歯・第1／2小臼歯・第1／2／3大臼歯からなります。

また、日本では永久歯を「上顎右側／上顎左側／下顎右側／下顎左側」の接頭語に加え、**図1** のように番号をつけて呼ぶこともあります（例：上

**図1** 歯列

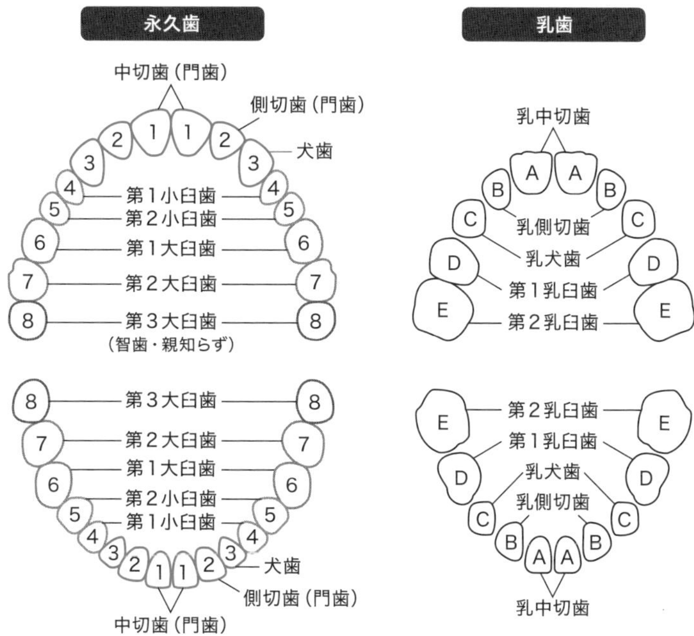




顎右側3＝上顎右側犬歯）。乳歯は番号の代わりにアルファベットを用いて呼びます（例：下顎左側Ｅ＝下顎左側第２乳臼歯）。なお、欧米では歯列の呼び方が異なるので、海外の文献を読む際は混同しないよう気を付けましょう。

ここまでマクロな歯の構造を学びましたが、次は**図2**を参照して歯牙自体の構造を勉強しましょう。まず、歯牙の構造は歯冠部と歯根部に大別できます。臨床的には歯肉より上の部分が歯冠部、歯肉に埋もれて見えない部分が歯根部として考えてよいでしょう。

エナメル質の齲蝕や破折では疼痛はほとんど感じない一方で、象牙質まで到達すると刺激や痛みを感じるようになります。

**図2** 歯牙の構造

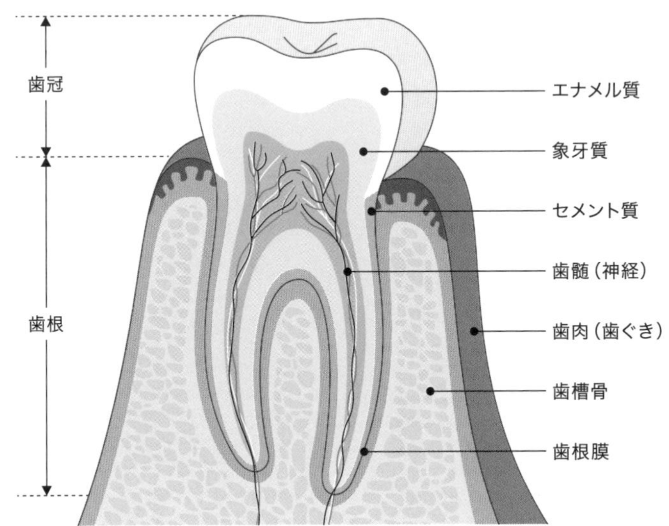


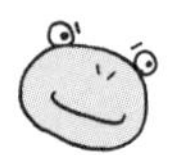

## 救急外来で遭遇する歯の外傷

次は歯の外傷の評価についてです。まず、「歯をぶつけた」と訴える患者が来たときは「破折」なのか「脱臼」なのかを大別しましょう。破折は「歯が欠けた」、脱臼は「歯がぐらぐらする」「歯が抜けた」などの訴えが多いです。

### ① 破折の場合

破折した部位により歯冠破折・歯根破折に分けられます。歯冠と歯根は先ほど勉強しましたね。歯冠破折の場合はエナメル質・象牙質・歯髄のどこまで損傷されているか評価しましょう。

一般的には「歯が欠けたけど痛くない」ときはエナメル質のみの破折であることが多く、「歯が欠けて歯が痛い」と訴えるときは象牙質より深いところまで損傷があると判断することができます。では、象牙質の損傷と歯髄の損傷はどのように見分ければよいでしょうか。

歯髄には神経だけでなく毛細血管が走行しているため、断面は赤く見えます。例えば、破折面が赤く見えたり、そこから出血したりしていれば歯髄まで損傷していると判断することができます。また、象牙質が薄くなって歯髄が透けて見える状態のことを「ピンクスポット」と呼ぶこともあります。つまり、歯が欠けて赤〜ピンク色の部分が見える場合は、歯髄まで損傷があるか、歯髄に近いところまで損傷があるということができます。

なお、歯髄まで損傷している場合は断髄・抜髄（神経を一部もしくは全部除去すること）が必要になることが多く、歯根破折の多くは抜歯を余儀なくされることが多いとされています。

破折の部位によって、歯科へのコンサルトのタイミングは以下のようになります。

● **エナメル質がわずかに欠けている場合**

後日の歯科受診でよいとされています。ただし、破折部分は鋭利になっていることが多いため、舌や口腔粘膜を傷つけないように指導します。治療としては、その部分を研磨し滑らかにするか、コンポジットレジン（プラスチックの一種）で補綴（詰め物をしたりかぶせたりすること）を行います。

● **象牙質まで損傷している場合**

その日に歯科に紹介することが望ましいとされています。特に12歳以下の小児では、象牙質が少なく歯髄が近いため、歯髄への感染リスクが高いとされており、特に早めの紹介が望ましいと考えられます。

● **歯髄まで損傷している場合・歯根破折の場合**

前述の通り、断髄・抜髄に至ることも多いですが、それでも歯が保存できる可能性は残っています。時間経過とともに感染のリスクも上昇し、断髄・抜髄の可能性が高くなるため、可能であれば3時間以内に歯科に紹介してください。

象牙質・歯髄まで損傷している場合は疼痛が出現します。もし院内にあれば、歯科用ユージノールパスタ（ネオダイン®）で表面をカバーすると痛みが和らぎます（歯肉に刺激性があるので歯肉にはつけないよう注意すること）。また、疼痛がある場合は除痛のためにも早めの紹介が望ましいです。

なお、破折の分類として「Ellis分類」を覚えている方もいるかもしれませんが、歯科医師の間ではあまり使われていないといわれています[1)]。歯科へのコンサルトの際は前述の通り、「歯冠破折か歯根破折か」「歯冠破折の場合はエナメル質・象牙質・歯髄のどこまで損傷されているか」に基づいて紹介する方がスムーズです。

**図3 歯牙の脱臼**

| | |
|---|---|
| **震盪** | 歯牙の動揺はないが、打診で違和感や疼痛がある。支持組織の外傷 |
| **亜脱臼** | 歯牙の転位はないが、触診で動揺、打診で疼痛がある。歯肉溝（歯肉とエナメル質の間）から出血することがある |
| **側方脱臼** | 歯牙が側方（歯軸方向以外）に転位。歯槽骨骨折を伴うことが多い |
| **挺出** | 歯牙が歯槽骨から歯冠部の方向に転位（歯が飛び出して見える） |
| **陥入** | 歯牙が歯冠部から歯槽骨方向へ転位。歯牙の動揺は少ない |
| **脱落（完全脱臼）** | 歯牙が支持組織から完全に抜け落ちる |

### ② 脱臼の場合

脱臼は震盪・亜脱臼・側方脱臼・挺出・陥入・脱落（完全脱臼）に分けられます 図3 [2)]。

- **震盪**

歯牙の動揺はないが打診で違和感や疼痛がある場合を指します。特に希望がなければ数日以内の歯科受診でよいでしょう。

- **亜脱臼**

歯の転位はないが触診で動揺を伴う場合を指します。特に希望がなければ、硬いものをかまないよう指導し、翌日の歯科受診でよいでしょう。

- **側方脱臼・挺出・陥入**

これらは歯根膜の損傷が大きく、脱落する可能性が高いため可能な限り速やかに歯科へコンサルトしましょう。

- **脱落（完全脱臼）**

脱落（完全脱臼）は歯科の中でも「超」緊急疾患であり、迅速な歯科へのコンサルトが必要です[3)]。歯科医師が来院するまでの間、もしくはどうしても歯科医師へコンサルト・紹介できない状況の場合に次の処置を試みます。まず、歯根膜細胞が生存していれば再植できる可能性があるため、こすらず優しく流水で洗い流し（洗浄時は歯根部を持たないようにする）、歯牙保存液に入れます。来院前に電話相談があれば、その段階で上記を指示しましょう。なお、保存液がない場合は牛乳や生理食塩水でもよいとされています。生理食塩水を含ませたガーゼで歯を包み、口の中に入れておくことも選択肢の1つですが、誤飲・誤嚥には注意しなければなりません。可能であれば救急外来で脱落した歯牙の再挿入を試みてもよいでしょう。再挿入前に優しく含嗽してもらい、歯根部を持たないようにして再挿入を試みます。再挿入後は湿らせたガーゼで優しくかんでもらって歯科受診を指示します。ただし、損傷が複雑で再挿入できないことも多いため、深追いは禁物です。なお、一般的に脱落後30分以内であれば生着率が良い一方で、脱落後2時間以上経過すると予後は悪いとされています。しかし、これらの時間は一般論であり、可能な限り迅速な再植を目指す必要があります。繰り返しになりますが、歯科へコンサルト・紹介は躊躇せず行いましょう。

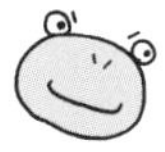

## ERで遭遇するその他の歯科疾患

### ① 歯性感染症

齲歯・(根尖性／辺縁性)歯周炎・歯冠周囲炎などが代表的です。進行すると周囲の軟部組織や間隙、リンパ節まで炎症・感染が波及することもあります。口腔内常在菌による複数菌感染症であることが多いとされていますが、齲歯単独であれば抗菌薬処方は行わず、鎮痛薬のみの処方とします。一方、歯周炎や膿瘍を伴う場合、鎮痛薬・抗菌薬処方を行いますが、時に切開・排膿が必要となるときもあります。歯性感染症は原則として、翌日の歯科受診を勧めてください。

### ② ドライソケット

抜歯後に起こる合併症の1つです。抜歯窩に満たされるはずの血餅が何らかの理由で不十分となり、骨面が露出し、強い炎症・疼痛を引き起こしている状態を指します。抜歯後2〜4日程度で発症することが多いとされ、物理的刺激や過剰なうがい、経口避妊薬の内服などが原因となります。

非ステロイド抗炎症薬(NSAIDs)を含めた鎮痛薬を処方して対応しますが、さらなる治療選択肢としては口腔内を温かいクロルヘキシジン入りうがい薬(なければ温かい生理食塩水)で簡単に洗浄し、その後患部に抗菌薬軟膏を塗布したガーゼを詰める方法があります。ガーゼは24時間ごとに取り換える必要がありますので、いずれの場合でも翌日の歯科紹介が無難でしょう。

### ③ 抜歯後の出血

抜歯後の出血については、多くの場合、抜歯時に十分説明されているため、救急外来で出合うことはまれです。一方、抜歯後の出血を主訴に受診する患者は、抗血小板薬・抗凝固薬を内服していることが多く、まずは出血を来す要因がないかを確認しましょう。同時に、吸引や含嗽で出血部位のパッキングと血餅を一度除去します。その後、小さなガーゼをロール状に固く丸めて出血部位に挿入し、しっかりかんでもらい圧迫止血を試みます。この際、鼻出血のようにガーゼをアドレナリン液およびリドカイン液に浸漬させてもいいでしょう。リドカイン液を含有させる理由は、局所痛が除去されることでしっかりかんでもらうことができるからです。また、サージセル®やスポンゼル®などの局所止血剤を使用することも有効です。圧迫時間は30〜45分を目安とし、途中で除去して確認しないように患者に伝える必要があります。

なお、止血が困難な場合、教科書的にはエピネフリン含有のリドカインを局所浸潤させることも記載されています。この際のエピネフリンは10万〜20万倍希釈のもの、リドカインは1〜2%のものを使用するようにしましょう。しかし国内では、このような場合には高次医療機関に紹介することが多いでしょう。

以上、救急外来を受診する歯科疾患についてお話ししました。まずは解剖学的な評価をできるようにして、次に応急処置やコンサルトのタイミングをマスターできればよいですね。（宮本 雄気）

**POINT**

- 歯科の評価はまず歯列と歯牙の解剖から
- 歯牙の外傷はコンサルトのタイミングが重要
- 歯科疾患の応急処置を目標に、よく遭遇する疾患についてはしっかり勉強する


●参考文献

1）Buttaravoli PM, Leffler SM「Minor Emergencies」(Elsevier/Saunders、2012)

2）Bourguignon C, et al. Dent Traumatol. 2020;36:314-30.

3）Murray JM. Emerg Med Clin North Am. 2013;31:553-73.

Column

# 私のCOVID-19対策

**関根 一朗**（湘南鎌倉総合病院ER/救急総合診療科）

救急医が通常の救急医療体制を継続するために、ER内に設置された発熱外来は、院内他科の医師や地元医師会の開業医との協力により運用されています。発熱患者でも通常のER受診症例と同様に、全ての症例で日本救急医学会のJTAS（Japan Triage and Acuity Scale）に基づく院内トリアージを行います。非緊急・低緊急の症例は発熱外来が診療を担当し、準緊急・緊急・蘇生の症例は従来のERで診療します。発熱外来に参加してくれた地域の開業医がストレスを感じるような症例（小児・妊婦、高齢者、腹痛随伴など）は、なるべく救急医が診療するようにしています。

救命救急センター内の病棟にも、発熱患者用のスペースを設け、そこでCOVID-19確定症例や疑似症例の診療を行うように変更しました。これにより、陰圧室以外でも患者を隔離でき、水平感染予防を図っています。

発熱患者の診察に際しては、検査や移動が増えると感染リスクが高まると考え、最小限の検査を心掛けています。胸部聴診を行う場合、喘息発作の合併などの確認も、背部から聴診するなど、患者への接触は最低限とするようにしています。

発熱外来でも、換気の工夫（風上の医師側から風下の患者側へ、空気の流れを保つ）やアクリル板越しの診察などによって、感染防護を図りPPE着用頻度は減らしています。なんでもかんでもPPEを着るようにすると、器具が不足してしまうだけでなく、体力が消耗してスタッフが集中力を維持できなくなる恐れがあります。その結果、着脱の動作中に感染したり、PPEを介して環境汚染したりしてしまうことが懸念されます。

一方、エアロゾルを発生し得る手技（鼻出血の止血処置、気管挿管、吸痰など）を行うときはもちろん、院外心停止や重症外傷などの重症例では、診療現場にいる全員のPPE着用を義務付けています。

第4章

# 特徴的な患者を診るときのER Tips

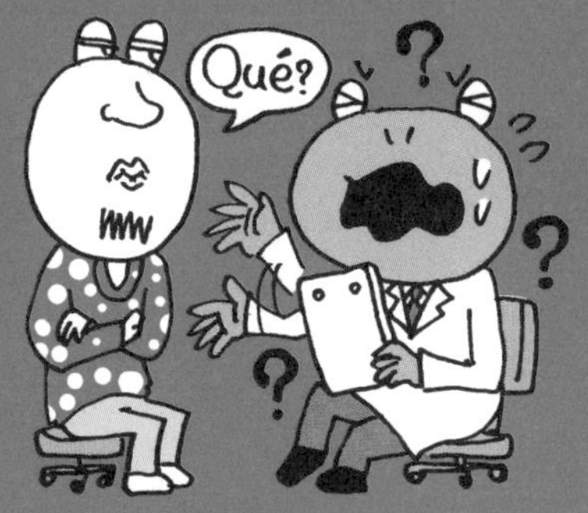

# 「主訴：失神」の見抜き方と初期評価

AIM

- 失神という主訴の重要性を知る
- 失神の可能性がある患者の訴えや病歴を知る
- 失神と判断した後の対応を知る

救急外来を受診する患者の訴えは多様で、医学書やマニュアル本に記載されている主訴の通りに訴えてくれるとは限りません。患者の話から、診療の手掛かりになる主訴に落とし込んでいく必要があります。

その重要性を特に感じるのが失神の患者です。患者自身が「失神しました」と訴えて来ることはまれで、「意識を失った」「気分が悪い」「ふわふわする」「目が回る」など訴えは様々です。ここでは、失神を疑う患者と出会ったときの考え方について説明します。

CASE

70歳女性。高血圧と腎不全の既往がある。「立ちくらみがする」という主訴で救急搬送された。10日前にも同様の症状で救急搬送されており、その際は問題なしと判断されて帰宅となっていた。

**表1** 失神の分類と原因

| | |
|---|---|
| 起立性低血圧による失神 | 原発性自律神経障害、続発性自律神経障害、薬剤性、循環血液量減少 |
| 反射性（神経調節性）失神 | 血管迷走神経性失神、状況失神、頸動脈洞症候群、非定型 |
| 心原性（心血管性）失神 | 不整脈（徐脈性、頻脈性、薬剤誘発性）、器質的疾患（弁膜症などの心疾患、肺塞栓などその他の疾患） |

このCASEの患者が自覚していた「立ちくらみ」というエピソードも、失神という病態につながるキーワードといえます。

問診をする際には、以下の点を意識します。

① 失神と診断する：どのような症状が出現したか、症状の持続時間（失神の場合持続時間は短い）、随伴症状（痙攣ではないのか、麻痺はないか）

② 失神の原因を鑑別する：症状が出た時の状況（立ち上がった時か、長時間座ったままの状況であれば血管迷走神経性失神の可能性）、ここ最近の体調（よく眠れていたか、食事や水分はしっかり取っていたか、体調不良や脱水は血管迷走神経性失神の原因に）、随伴症状（胸痛や呼吸困難では心原性失神を疑う）

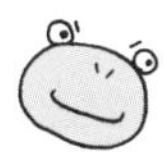

## 失神の原因は？

失神は「一過性の意識消失があるものの自然に完全に意識が回復する病態」と定義されています。失神の原因は多岐にわたり、**表1**に示すように大別されます[1]。共通しているのは、「脳血流の一過性の低灌流」です。

頻度は研究によって差がありますが、反射性（神経調節性）失神が最も多く（35～65％）、次いで心原性失神（5～37％）になります[1]。特に、心原性失神を起こした人は失神を経験しなかった人と比べて死亡のリスクが2倍という報告もあるので[2]、失神患者の診察では心原性失神を常に念頭に置いて対応する必要があります。

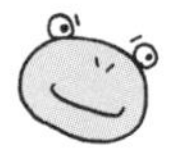

## 高リスクの失神に注意

2017年に出版された米国の失神患者の評価と管理に関するガイドラインでは、失神患者の初期評価では詳細な問診と身体診察、12誘導心電図の実施が推奨されています[3)]。初期評価により失神の原因が特定されれば、その原因に応じた対応を行います。原因がはっきりしない場合は、身体所見や病歴に応じて追加検査を行います。具体的には、貧血や電解質異常が疑われる場合は採血検査を、心原性失神が疑われる場合は心筋逸脱酵素の確認や画像検査や心臓超音波検査を、肺塞栓の可能性がある場合はDダイマーの確認や造影CT撮影を考慮します。

失神が原因と考えられる重篤な臨床症状を呈している場合は、入院での検査・加療が必要となります[3)]。悩ましいのは原因がはっきりしない場合です。「失神の診断・治療ガイドライン」[1)]では失神患者の高リスク基準として **図1** に示すものが挙げられています。

救急外来では治療介入が必要な原因を見つけられないこともあります。その際は「原因が分からないけど帰宅」とするのではなく、高リスク基準に当てはまる症状・検査所見がないかを評価し、高リスクと判断した場合は

**図1　失神の高リスク基準**

**① 重度の器質的心疾患あるいは冠動脈疾患：心不全、心筋梗塞など**

**② 不整脈性失神が示唆される場合**

- 労作中、あるいは仰臥位時の失神
- 失神時の動悸
- 心臓突然死の家族歴
- 非持続性心室頻拍
- 二束ブロック、QRS≧120msのその他の心室内伝導異常
- 洞徐脈、洞房ブロック
- 早期興奮症候群
- QT延長、QT短縮
- Brugadaパターン
- 不整脈原性右室心筋症を示唆する所見

**③ その他：重度の貧血、電解質異常など**

経過観察入院とするなど適切な対応を取る必要があります。（花木 奈央）



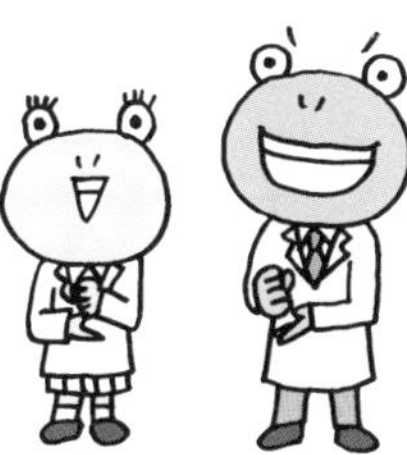

**POINT**

- **複数の主訴から患者の背景にある「失神」と「その原因」を考える**
- **失神の初期評価では心電図検査を忘れずに**
- **失神の原因や高リスク因子の有無で帰宅か入院かの判断を行う**

●参考文献

1）日本循環器学会「失神の診断・治療ガイドライン（2012年改訂版）」

2）Soteriades ES, et al. N Engl J Med. 2002;347:878-85.

3）Shen WK, et al. J Am Coll Cardiol. 2017;70:e39-110.

ER Tips 21

# 「なんとなく元気がない」どう対応する？

## AIM

- 「元気がない」「動けない」といった漠然とした症状で受診した高齢者への対応を知る
- 「元気がない」高齢者で考えるべき原因と疾患を知る

## CASE

87歳女性。「今朝から元気がない」と、家族に連れられて受診。体温36.8℃、血圧150/75mmHg、心拍数80回/分、呼吸数16回/分、$SpO_2$ 96%(室内気)。意識レベルはJCS 3で、話し方は普段と変わらないとのこと。既往歴は、認知症、脳梗塞、糖尿病。身体診察では特に異常所見はない。

救急外来では、「なんとなく元気がない」「昨夜から動けない」という訴えで搬送されてくる高齢者によく遭遇します。発熱や腹痛など鑑別診断の手掛かりとなる症状がなく、悩ましいケースが多いですが、どのようにアプローチすればよいでしょうか。

全ての救急患者に共通することですが、まずは緊急性を判断します。意識レベルやバイタルサインから気道、呼吸、循環の状態を評価します。ただし、高齢者で注意すべきことは、普段の状態が患者によって異なるということです。発症前の状態と、現在はどれくらい違うかを必ず確認しましょう。

例えば、名前や日付が言えなければ意識障害と判断しますが、認知症がある方なら、普段と同じ意識レベルかもしれません。また、収縮期血圧が120mmHgなら一見正常に見えますが、普段の収縮期血圧が160mmHgだとすれば血圧低下があってショックの状態なのかもしれません。以前のカルテを参照したり、家族に普段の状態を尋ねたりして、確認しましょう。



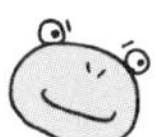

## 病歴聴取のポイント

緊急性がないと判断されれば病歴聴取へと進みますが、「元気がない」「動けない」といった漠然とした症状の場合、どのように聞くとよいでしょうか。全身の臓器ごとに症状を系統的に聞いてスクリーニングするのも一手ですが、ここでもやはり普段との比較が重要になります。「元気なときはどのような生活をしていたか」を家族から聞いて、何がいつからどれくらいできなくなったのかを明らかにしましょう。

このとき、日常生活能力（ADL；Activities of Daily Living）に沿って聞くとよいです。ADLには基本的ADLと手段的ADLがあります **表1**。頭文字をとって「DEATH／SHAFT」と覚えましょう。これらを聞くことで、元気なときにどのような生活を送っていたのかが想像できます。

ここで重視したいのが、いつからADLが低下したのかということです。数時間の単位でADLが低下したのなら心筋梗塞や脳卒中などの血管系イベントが起きているかもしれませんし、数日の単位であれば何らかの急性

**表1** 基本的ADLと手段的ADLの質問項目

| 基本的ADL | | |
|---|---|---|
| D | Dressing | 着替え |
| E | Eating | 食事 |
| A | Ambulation | 移動 |
| T | Toileting | 排泄 |
| H | Hygiene | 入浴 |

| 手段的ADL | | |
|---|---|---|
| S | Shopping | 買い物 |
| H | House-keeping | 家事 |
| A | Account | 金銭管理 |
| F | Food preparation | 食事の準備 |
| T | Transport | 乗り物を利用した外出 |

疾患を考えたいところです。「いつから歩けなくなりましたか?」と聞いても「だいぶ前だねえ」と曖昧な返事になることもあります。ここでのコツは、「前の週末はちゃんと歩けていましたか?」などと具体的な時期を明示して聞いてみることです。患者や家族にとっても分かりやすいですし、医療者にとってもイメージがしやすくなります。なお、家族から話を聞く際には、同居しているかどうか、どれくらい一緒に過ごしているか、最後に会ったのはいつかを確認しましょう。その家族が患者のことをどれくらい理解しているか、家族の話がどれくらい信用できるかの手掛かりになります。

今回のCASEでは、家族に改めて聴取したところ「昨日までは歩けていたが、昨夜から食事を取らず、今朝から立てなくなった」との話が聞けました。直腸診で黒色便を認め、ヘモグロビン値が7.5g/dLと低かったため、緊急上部消化管内視鏡検査を行い、出血性胃潰瘍を認めました。

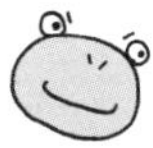

## 内服・既往歴のポイント

高齢者は基礎疾患を合併していることが多く、中には複数の薬剤を漫然と服用している患者や、自分の飲んでいる薬剤を把握していない患者もいます。そのため、必ずお薬手帳を確認したり、処方している医療機関に問い合わせたりして、内服薬を把握するよう努めましょう。

内服歴を正確に把握することは基礎疾患を知るためにも大事ですが、症状の原因が薬剤だったということもしばしば経験します。実際、救急外来を受診した高齢者の約1割に不適切な処方があり、抗血小板薬・抗凝固薬や経口糖尿病薬、ジゴキシンの副作用が多かったという報告があります[1]。

**表2 「元気がない」高齢者で考えるべき疾患**

- 急性心筋梗塞
- 心不全
- 感染症（肺炎、肝胆道系、尿路感染症、褥瘡など）
- 慢性硬膜下血腫
- 貧血
- 脱水症
- 副腎機能低下症
- 甲状腺機能低下症
- 薬剤の副作用

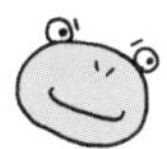

## 考えるべき疾患を念頭に

「元気がない」「動けない」高齢患者の中に潜む疾患の傾向をつかんでおくことも大事です。例えば、高齢者が脱力や倦怠感を訴える際の原因として、尿路感染（11%）、脱水（6%）、脳卒中（4%）が報告されています[2)]。また、頻度は少なくても重篤な疾患のこともあります **表2** [3)]。例えば急性心筋梗塞は高齢者に多い疾患ですが、75歳以上の場合、胸痛を伴う頻度は47.5%しかなく[4)]、呼吸困難（46%）、発汗（26%）、嘔気・嘔吐（24%）、失神（19%）を主訴に来院することがあります[5)]。

高齢者診療では非典型例が多く、症状や所見も曖昧になります。さらに検査が多くて時間もかかるため敬遠されがちですが、「元気がない」「動けない」高齢者では思わぬ疾患が隠れていることがあります。発症前の元気な状態と比較することが重要です。上記のようなアプローチで、緊急性のある疾患を見逃さないようにしましょう。（近藤 貴士郎）

**POINT**

- 意識レベルやバイタルサインは普段との比較が重要
- ADLの質問を活用し、具体的に普段とどう違うかを見極める
- 「元気がない」やADL低下は急性疾患のサインとなることも
- 内服歴や基礎疾患を把握し、診療の手掛かりとする

●参考文献

1）Rutschmann OT, et al. Swiss Med Wkly. 2005;135:145-50.

2）Quinn K, et al. CJEM. 2015;17:516-22.

3）岩田充永「高齢者救急—急変予防＆対応ガイドマップ」（医学書院、2010）

4）Goch A, et al. Clin Cardiol. 2009;32:E46-51.

5）Alexander KP, et al. Circulation. 2007;115:2549-69.

# 「なぜこの時間に受診したんですか?」を聞くコツ

AIM

- 夜間に受診するのには理由があると知る
- 患者の「ICE」に耳を傾けられるようになる
- 自分の考えを患者に伝えられるようになる

24時間営業の救急外来には夜間とはいえ様々な患者が受診します。眠い目をこすりながら外来をしていると、一見軽症な症状で受診した患者に対し、「どうしてこんな時間に受診したのだ」と腹が立つこともあるのではないでしょうか。「なんて非常識な患者だ。よし、ガツンと言ってやろう」と憤る前に立ち止まって考えてみてください。その患者はなぜ夜間に受診したのでしょう。

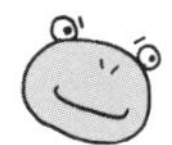

## なぜ夜間に受診したのか

夜間に救急外来を受診するには理由があるはずです。もちろん、全ての患者が特別な理由を抱えているわけではないでしょう。熱が出たから、頭が痛いから、昼間に病院を受診できなかったから——。家族に促されただけかもしれません。「こんな軽症で受診するなんて」と憤るのは同じ医療者として理解できますが、患者は医療の専門家ではありません。受診したことを責めることはできません。そもそも好き好んで夜間に外出し、病院を受診するでしょうか。軽症でも症状がつらくて、何とかしてほしくて受診しているのかもしれません。患者の立場になって考えてみましょう。

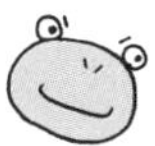

## 患者の「ICE」に耳を傾けよう

中には思うところや不安があってわざわざ夜間に受診した患者もいるかもしれません。そのような特別な理由を探るのも大切です。

ところで、皆さんも聞きたいことが聞けない、言いたいことを言えない、といったことは日常生活でも経験があるのではないでしょうか。患者の立場になって考えると、いくら相手が医師とはいえ、自分の不安や悩みをすぐに打ち明けられるとも限りません。それも数秒前に出会ったばかりの救急医です。もちろん、ためらわずに話ができる患者もいますが、素直に伝えることをためらう患者もいます。そのため、医師は患者の受診理由、つまりニーズに敏感にならなくてはいけません。モヤモヤが残ったままで病院を後にするのは、医師にとっても患者にとっても残念なことです。患者のニーズを可能な限り満たすのも、医師の仕事なのです。

ここで1つ、患者の受診理由を尋ねる際に有用な語呂合わせを紹介します。「ICE」です 表1 [1]。この「ICE」は英国のGP（General Practitioner）が問診の際に使用するツールで、ぜひ覚えておいてほしい合い言葉です。

**表1** 「ICE」

| | | | |
|---|---|---|---|
| I | Ideas | 解釈 | 患者が自分自身の症状の原因をどのように考えているか |
| C | Concerns | 心配 | 患者が自分自身の症状について何を心配しているか |
| E | Expectations | 期待 | 患者が自分自身の症状について医療者に何を期待しているか |

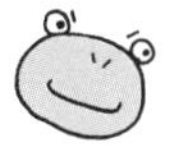

# 質問する前に自分の考えを患者に伝えよう

「ICE」のような便利なチェックリストを知ると、使いたくなるかもしれませんが、注意が必要です。「ICE」は信頼関係を築くための方法ではなく、チェックリストであることを忘れてはいけません[2)]。「ICE」をうまく使うには、ある程度のコミュニケーションスキルが必要です。理想をいえば、こちらから「ICE」に沿った質問をしなくても、患者が自然に疑問や不安を教えてくれる方がよいです。そのためには、それまでの医療面接で患者の訴えに耳を傾け、信頼関係を築くことが大切になります。それでも患者の受診理由が不明瞭な場合や、その時間の受診に疑問がある場合は「ICE」の出番です。

先にも述べたように、「ICE」に沿ってそのまま聞くのも効果的とはいえません。日本語でストレートに「どうしてほしいですか?」と聞くと、「それを決めるのが医師の仕事だろ」とお叱りを受けるかもしれません。また、深夜に受診した患者に「どうしてこの時間に受診したのですか?」と直接聞くと、患者によっては受診を責められているように感じるかもしれません。そう感じさせないためには配慮が必要です。

そこで提案です。「今こちらが心配していること」や「なぜその質問をするのか」など、自分の意図を患者に伝えてはどうでしょうか。例えば、質問する前に前置きをしてみましょう。「この症状でこの時間に受診する方は、○○に注意しようと我々は考えているのですが(前置き)、差し支えなければこの時間に受診した特別な理由があれば、教えていただけませんか?」といった聞き方です。「最近父が心筋梗塞で亡くなって、同じ症状で不安になりました」「仕事が忙しくて日中受診できませんでした」などと答えてくれると思います。場合によっては「数年前に○○で入院して、そのときも最初はこんな症状だったので早めに受診しました」という有益な情報が得られるかもしれません。

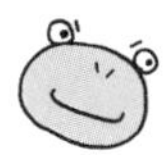

## 「ICE」を確認したら



「ICE」を確認できたら、相手のニーズを満たすために必要な情報を提供しましょう。心筋梗塞が不安で受診した患者を心筋梗塞ではないと判断したなら、その理由をしっかり説明し、不安を和らげるように努めます。脳梗塞が心配で受診した患者全員に頭のMRIを撮影する必要はありません。もし脳梗塞を疑う症状や状況でないのであれば、画像検査が不要と考えた理由を説明しましょう。そして、忘れずにどんな症状に注意すべきか、どんなときに再診した方がよいかを説明しましょう。

病気の診断や治療をするだけが医師の仕事ではありません。必要ならば患者の受診理由を聞き、患者のニーズを確認しましょう。「ICE」は有用な語呂合わせですが、「ICE」を用いるにはコミュニケーションスキルが必要です。患者と信頼関係を築き、医師の考えを患者に伝えることを忘れてはいけません。そして、患者のニーズを満たすために必要な情報を提供しましょう。そうすれば、患者はきっと満足するはずです。（山本 一太）

**POINT**

- **患者の受診理由は「ICE」（Ideas、Concerns、Expectations）を意識して聞く**
- **受診理由を聞くときは、自分の意図を前置きするなど配慮する**
- **「ICE」を確認できたら、相手のニーズを満たすために必要な情報を提供する**

●参考文献

1）グレアム・イーストン「医者は患者をこう診ている：10分間の診察で医師が考えていること」（河出書房新社、2017）

2）BMJ. 2016;354:i3729.

# 「矛盾点」を突いて真の既往歴を明らかに

AIM

● 内服薬や身体所見から既往歴を推測できるようになる

CASE

75歳男性。朝5時発症の背部痛を主訴に6時に来院。背部痛は突然発症で、痛みで目が覚めた。疼痛は体動や安静で増悪も寛解もせず、持っていたロキソプロフェンナトリウムを内服したにもかかわらず、痛みが治まらなかったため、救急要請。

【既往歴】

高血圧、2型糖尿病（どちらも近医通院中）

【内服歴】

アスピリン100mg 1回1錠 1日1回朝食後

アムロジピンベシル酸塩5mg 1回1錠 1日1回朝食後

ラベプラゾールナトリウム10mg 1回1錠 1日1回朝食後

メトホルミン塩酸塩250mg 1回1錠 1日3回毎食後

【身体所見】

心拍数90回/分、血圧140/70mmHg（左右差なし）、$SpO_2$ 96%（室内気）、呼吸数20回/分、体温36.8℃

胸部：聴診上、明らかな肺雑音なし

腹部：平坦軟・右下腹部に手術痕あり、明らかな圧痛はない病歴聴取は重要であるとよくいわれます。救急外来でも同じです。忙しくてゆっくり話を聞いている時間がない場合でも、ポイントを押さえた「正しい」病歴聴取は、素早い診断を導いてくれます。さらに、高齢者や認知症患者では病歴の信憑性が低いと思われるかもしれませんが、むしろそのような患者こそ、粘り強い病歴聴取が診断の鍵となることも多いです。ここでは、その中でも既往歴について考えてみましょう。

今回のCASEは研修医による簡単なプレゼンテーションです。既往歴に着目してみてください。辻つまが合わない部分はあるでしょうか。

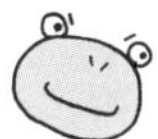

矛盾点１

## 「持っていたロキソプロフェンナトリウム」に相当する既往歴がない

ロキソプロフェンナトリウムはどこで入手したのでしょうか。近医で処方してもらっていたのでしょうか。それとも家族が持っていたものを勝手に内服したのでしょうか。最近ではOTC医薬品の可能性もあります。

このCASEでは「２年くらい前に圧迫骨折を患い、整形外科にかかっていました。最近は通院していないのですが、ロキソプロフェンナトリウムはその時にもらいました」との回答がありました。

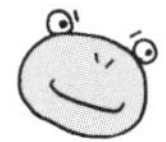

矛盾点２

## 内服薬であるアスピリンに相当する既往歴がない

この患者はなぜアスピリンを内服しているのでしょうか。心血管系疾患の一次予防としてのアスピリン内服かもしれません。しかし過去に脳梗塞の既往や心筋梗塞によるステント留置の既往があり、内服しているのかもしれません。

このCASEでは患者に脳梗塞や心筋梗塞の既往がないかを尋ねたところ、「そういえばかかりつけ医に『隠れ脳梗塞』と言われて、この薬を出されました。隠れ脳梗塞って言われたので、すっかり忘れていました」との病歴が聞き出せました。

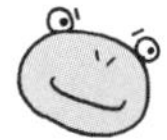

矛盾点3

## 右下腹部の手術痕に相当する既往歴がない

こちらも当たり前のようですが、忘れがちですね。身体診察で気付いて再度、病歴聴取に戻る必要があります。

このCASEでは、虫垂炎の手術をしていないか尋ねると「そうそう、50年前にモウチョウの手術をしましたよ、50年も前のことだから言う必要はないと思いました」との返答がありました。

このように、患者は全ての既往歴を把握しているわけではありません。また「この既往歴は申告する必要がない」と患者が自己判断し、医師に申告しない可能性もあります。このようなことを防ぐために、クローズドクエスチョンで既往歴を確認するだけではなく、既往歴と合致しない内服薬や身体所見があった場合には必ず病歴・既往歴に立ち返って再聴取することが重要です。時間帯によっては直接かかりつけ医に問い合わせてみるのもよいでしょう。

（宮本 雄気）

**POINT**

- 患者はいつも既往歴を過不足なく話してくれるとは限らない
- 既往歴が内服薬や身体所見に合致しない場合は再度、病歴や既往歴に立ち返る

●参考文献

1）Henderson MC, et al.「The Patient History: An Evidence-Based Approach to Differential Diagnosis, 2e」（McGraw-Hill Medical、2012）

2）岸本暢将「米国式症例プレゼンテーションが劇的に上手くなる方法ー病歴・身体所見の取り方から診療録の記載、症例呈示までの実践テクニック」（羊土社、2004）

# 財布生検で何が分かる?

AIM

- 病歴聴取を簡単に諦めないようになる
- 救急外来における財布生検を知る

CASE

50歳男性。午前9時30分に路上で倒れているところを通行人に発見され救急搬送。病着時間は午前10時。身元不明。手にはコンビニ弁当の入った袋が握りしめられていた……。既往歴、内服歴は不詳。JCS 20、GCS E2V4M5、心拍数100回/分、血圧160/100mmHg、$SpO_2$ 96%(室内気)、呼吸数20回/分、体温35.8℃、血糖値130mg/dL。外表面上の明らかな外傷なし。瞳孔は右3mm、左3mm。対光反射は正常。右上下肢の麻痺あるが従命不可能でそれ以上の神経診察は困難。

脳梗塞の疑いがある症例ですね。脳梗塞と診断した後に組織プラスミノーゲンアクチベーター(tPA)療法を施行するには最終未発症時刻やいくつかの禁忌事項に該当しないかを確認しなければいけません。迅速な方針決定・治療のためには、患者から話が聞けないからといって、病歴聴取を諦めるわけにはいきません。皆さんなら、どのようにこの身元不明の患者から最終未発症時刻や既往歴・手術歴を同定しますか。

このCASEでは、まだコンビニ弁当が温かかったため、購入してから間もない状態であると推測されました。財布の中身を確認すると、午前9時20

分にコンビニで弁当を購入したレシートが入っていました。コンビニに確認すると、その時は麻痺なく健常な状態であったと店員が教えてくれました。

さらに財布の中には近医の診察券が入っていました。電話し確認すると、2型糖尿病と高血圧の既往が判明しました。近医からの情報で家族の連絡先も判明し、その他の既往歴や直近の手術歴がないことも確認できました。ちょうどそのころ、MRI検査が終わり左中大脳動脈領域の脳梗塞であることが判明。最終未発症時刻は午前9時20分と判明しtPA投与および血栓回収療法へとつながりました。

このように財布やポケットの中身を病歴や患者情報の一助とすることを「財布生検（wallet biopsy）」といいます。もちろん、これらはプライバシーや安全性に注意を払いながらの慎重な作業となりますが、身元不明の患者が運ばれる救急外来では、財布生検はとても強力な武器となります。必ず複数のスタッフで確認を行うこと、結果をカルテ記載しておくことなどに注意して実施するとよいでしょう **表1** [1,2]。

**図1** のような飲食店のレシートに「ビール・焼酎」と記載されているにもかかわらず「酒は何カ月も前から飲んでいない」と嘘の申告をする患者もいます。財布生検は時に、患者の申告する病歴よりも多くの情報を与えてくれることがあるのです。

目が回るほど忙しい救急外来だからこそ、素早く診断に結びつけること

**表1** 財布生検から得られる情報の例

| 情報源 | 得られる情報 |
|---|---|
| 運転免許証の写真 | 神経疾患や内分泌疾患<br>（発行された時と現在の顔貌とを比較する） |
| 手紙やノートの直筆 | 振戦の有無 |
| レシートの発行時間 | 最終未発症時刻 |
| 酒類を購入したレシート | アルコール依存症の可能性<br>（特に患者の申告する病歴と異なる場合） |
| 他院の診察券 | かかりつけ病院 |

**図1** 飲酒した形跡のあるレシート

居酒屋 かでっと

毎度ご利用ありがとうございます。
かでっと京都店：075-123-xxxx

2018年7月18日 18時15分 1名様

| 品名 | 数量 | | 計 |
|---|---|---|---|
| 生ビール | 4 | ¥ | 792 |
| 焼酎麦 ロック | 6 | ¥ | 2,388 |
| 枝豆 | 1 | ¥ | 398 |
| 冷奴 | 1 | ¥ | 398 |

-------------------------------

| | |
|---|---|
| 合計 | ¥3,976 |
| お預かり | ¥4,000 |
| おつり | ¥ 24 |

No. 1234
担当者：宮本 雄気

のできる病歴聴取はとても重要です。簡単に諦めるのではなく、粘り強く病歴聴取する習慣を身に付けたいですね。 （宮本 雄気）

**POINT**

- 財布生検はプライバシーに配慮すれば強力な武器となる
- 患者の言葉だけが「病歴」とは限らない

●参考文献

1）Henderson MC, et al.「The Patient History: An Evidence-Based Approach to Differential Diagnosis, 2e」（McGraw-Hill Medical、2012）

2）岸本暢将「米国式症例プレゼンテーションが劇的に上手くなる方法ー病歴・身体所見の取り方から診療録の記載、症例呈示までの実践テクニック」（羊土社、2004）

# 救急外来で暴れる患者<br>その人ただの暴れん坊？

**AIM**

- **暴れる患者に隠れた見逃してはいけない疾患を知る**
- **暴力の危険因子を知る**
- **身の危険を感じた際の対応、抑制するときの注意事項を知る**

できれば遭遇したくない“暴れる患者”。容易に想像できることだと思いますが、救急外来は、院内で最も暴力が起こりやすい場所と報告されており[1)]、暴力的な患者やいら立っている患者に出くわすことは珍しくありません。アルコールや薬物中毒、精神疾患、事故やけんかなど、本人の意に反して病院へ連れてこられた人も含め、様々な理由でいら立っている患者がやって来ます。長い待ち時間、混雑した状況もいら立ちに拍車をかけます。では、暴れる患者にどのように対応すればよいのでしょうか。

まず、暴れる患者の対応で重要なのは、「この人は本当にただの暴れん坊なのか」を見極めることです。単に自分の主張を通すために大声を張り上げる患者や、医療者の対応が気に食わないと暴力をふるう患者がいることも事実です。しかし、身体的な疾患や治療可能な合併症が、暴力やいら立ちの原因になっていることも少なくありません。例えば、アルコールを飲んで暴れている患者。ウェルニッケ脳症に陥り意識に異常を来している可能性はないでしょうか。また、精神疾患のある患者は、自覚症状も他覚所見も出にくくなるのが特徴です。殴り合っているところを無理やり運ばれてきて、医療従事者にも最初からけんか腰の患者。実は頭を強く打っているかもしれません。

このように、暴れる患者は危険な合併症を持っている可能性があり、身体的・医学的にも大変リスクが高いと心得る必要があります。すぐに診察や治療に応じてくれない場面もあると思いますが、できる限りバイタルサインを評価し、異常があればそれを安定化させるようにしましょう。

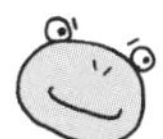

## せん妄の治療可能な原因は「GOT-IVS」

暴れる患者の興奮状態が、可逆的な原因によるせん妄であることもしばしばあります。そこで、せん妄の治療可能な原因の覚え方「GOT-IVS」を紹介します 表1 [1)]。

見逃してはいけない疾患や状態のオンパレードですね。「けんかで暴れて搬送された患者に、実は頭蓋内出血が隠れていた」「"精神的な問題"とした不穏の患者が、実は髄膜炎や脳炎だった」など、いかにも救急外来で起きそうな話です。

暴力患者への対応は、ストレスフルな仕事です。自分も冷静な対応ができなくなる恐れがあるということを前もって意識し、暴力・いら立ちの原因となっている器質的な異常や、治療可能な原因を見落とさないように心掛けましょう。

**表1** せん妄の原因となる疾患「GOT-IVS」

| | | |
|---|---|---|
| G | Glucose | 低血糖 |
| O | Oxygen | 低酸素 |
| T | Trauma | 頭部外傷、出血 |
| | Temperature | 低体温、高体温 |
| I | Infection | 髄膜炎、脳炎、敗血症 |
| | Intoxication | アルコール、薬物 |
| V | Vascular | 脳卒中、くも膜下出血 |
| S | Seizure | てんかん |

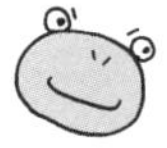

## 暴力の危険因子と予兆を知ろう

一方で、本当に危険を及ぼす患者からは、自分や周りの医療者、他の患者を守ることが大切です。そのために危険因子を知りましょう 図1 [2)]。

危険因子があると事前に判明している場合、特に以前に暴力行為があったと分かっている場合は、受付やトリアージの段階でスタッフで共有するとよいです。早めに診察室に案内することで、待ち時間のいら立ちを減らし、他の患者との争いを避けることにもなります。研修医ではなく最初から救急医や上級医が対応するといった工夫も必要でしょう。

なお、身体的な暴力が何の前触れもなく生じることはまれで、大きな声を出したり、言葉によって脅したりするといった予兆が見られる場合が多いです。身ぶりが大きくなる、落ち着きがなくなるなどのサインに敏感に反応し、早めに対応しましょう。

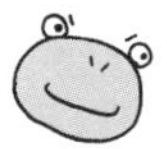

## 身の危険を感じたときの対応

患者対応で身の危険を感じた際は 図2 のような対応を取るとよいです[3)]。

まずは、何より人を集めます。危険を感じる場合は、1人で対応しないことです。明らかに攻撃的な患者の対応をする際には、ガードマンや男性職員を集めてから診察を始めるといった準備も必要です。

抑制・拘束については後で述べますが、暴れる人を押さえるには、5人以上の人手が要ります。頭に1人、両手両足に1人ずつで5人です。ちなみに、

**図1 暴力の危険因子**

- 統合失調症
- 人格障害
- 躁病
- 薬物乱用、中毒
- 暴力行為の既往歴
- 到着時に警察に保護されている
- 男性

大きな関節を押さえられるように、上肢を担当する人は肩と前腕、下肢を担当する人は腸骨と膝上を押さえると効率がよいです。また、唾を吐きかけてくることもあるので、患者にマスクをさせるとよいともいわれます。

診療場所の安全確保も必要です。武器となるものを診察室に置かないこと。例えば、点滴棒や持ち上げることのできる椅子、首にかけている聴診器やネクタイも危険な武器になってしまいます。救急室に警報スイッチを備えることも勧められています。

また、患者との距離を保ち、相手の手の届く範囲に立たないこと。逃げ道を確保するために診察室のドアは開けておきましょう。自分とドアの間に患者を立たせない、あるいは自分も患者も出口が確保できるよう、できれば両側に出口のある部屋が望ましいです。

危険を感じる場合、身体的な暴力には至っていなくても明らかに脅迫的な言動がある場合などは、警備員や警察を呼ぶことをためらわない姿勢も大切です。具体的には施設ごとの方針があると思いますが、医師だけでなく、他の部署を含めた病院全体で対応マニュアルを作成するなどして、周知することも必要です。どのような患者なら管理責任者を呼ぶかの取り決めをする、診療する際にも看護師などに立ち会ってもらい複数の目で対応に妥当性があるか確認するということが必要でしょう。

患者の家族や友人の理解・協力が得られる場合であれば、状況を説明し、説得や仲裁に入ってもらうことも有用かもしれません。

実際の診療ではあまり行わないと思いますが、患者本人の衣服から病衣に着替えさせるということも勧められています。そうすることで、隠し持って

**図2 危険を及ぼす患者への対応**

- 人をかき集める
- 診察場所の安全確保
- 距離を保つ
- 逃げ道を確保
- 警備員や警察を呼ぶことをためらわない（病院全体で対応マニュアルを作成する）
- 家族・友人を味方につける

いる武器を見つけることができる、医学的な評価が終わるまでに逃げられるのを防げる、隠れた外傷や感染兆候を見つけるための身体診察がしやすくなるなどといわれています。

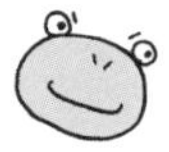

## 抑制の必要性

最後に抑制についてです。抑制は、患者が自身や他人に危害を加えるリスクが大きいときや、患者が暴れることによって診断のために不可欠な検査や治療が大きく遅れてしまうときに必要となります。ただし、身体抑制や薬剤による抑制を行う前に、言語的に落ち着かせられる余地はあり、これはverbal techniquesといわれます[4]。一般的に図3のような対応が有用とされています。

また、抑制は患者の権利を侵す行為になるため、必要な理由をしっかりとカルテに記載します（同意書を取得する病院もあるでしょう）。そして抑制のベネフィットとリスクを検討し、抑制が不要になった場合はできるだけ早く取り除かなくてはいけません。

落ち着くまで個室に入ってもらうという対応もよくあると思いますが、その場合にも頻繁に様子を確認します。患者が正確な訴えをしない可能性が高いので、バイタルサインの変化を見逃さないよう、頻回の再評価を行いましょう。

抑制のための薬剤としては、抗精神病薬のハロペリドールが最も広く使

**図3** 患者を落ち着かせる対応

- 穏やかな声で話す
- 相手を尊重し、困っていることを解決する助けになると伝える
- 暴力は許容せず、できることの限界は設定した上で、患者の望みを聞き、共感する姿勢を示す
- 落ち着いて座れる部屋を用意し、ブランケットや飲み物を提供する

われています。錯乱（agitation）の治療に対してエビデンスがあり、効果が高く、費用が安いという利点があります。経口、筋注、点滴のいずれでも投与できるため、使用しやすいです。ベンゾジアゼピン系薬も広く用いられ、使い慣れている薬剤かと思います。アルコール離脱に対しても有用です。ただし脱抑制が生じることがあり、暴れる患者が“大暴れ”にパワーアップしてしまう恐れがありますので、注意が必要です。

どんな薬剤を使用する場合にも、上述したようにバイタルサインの変化を慎重に観察し、再評価を忘れないようにしましょう。（後藤 緑）



**POINT**

- 暴れる患者の興奮は、可逆的な原因によるせん妄の可能性がある
- せん妄の原因「GOT-IVS」を確認する
- 暴力の危険因子があれば、スタッフで共有し自分や周りの身を守る
- 危険を感じたらまず人を集める。警備員や警察を呼ぶことを含め、病院として対応
- 抑制が必要な理由のカルテ記載と、繰り返しの評価を忘れない

●参考文献

1）Rossi J, et al. Emerg Med Clin North Am. 2010;28:235-56.

2）Adams JG, et al.「Emergency Medicine」(Saunders, 2008)

3）Stowell KR, et al. Psychiatr Clin North Am. 2016;39:557-66.

4）Moore G, et al. UpToDate. Assessment and emergency management of the acutely agitated or violent adult.

# 子どもと信頼関係を築く小児診察のコツ

**AIM**

- **診察を行う前に、子どもと信頼関係を築くコツを習得する**

救急外来を受診する子どもたちはほとんどが軽症です。特に、近隣の小児科クリニックの診療時間が終了した夜間以降は軽症の患者が増えると思います。子どもにとって診察を受けることはとてもストレスです。まだ両親や親戚、学校の先生以外の大人をよく知らない子どもですから、出会ったばかりの救急医にこれから何をされるか分からないという不安があるのは当然です。その不安を感じ取ってあげてください。

ここでは、診察を行う前に子どもの警戒心を感じ取り、いかに子どもと信頼関係を築くかについて、非専門医でも実践できる３つのコツを解説します[1)]。

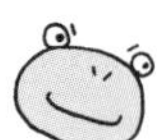

その1

## よく観察して子どもの警戒心を感じ取ろう

小児診察は子どもをよく見ることから始まります。決していきなり子どもに触れようとしてはいけません。子どもを観察するポイントは２つあります。

1つは表情や身ぶりです。子どもを見たままに評価します。診察室に入ったときに恐怖で顔がこわばったり、泣き出したりする子もいるかもしれません。子どもの恐怖心や警戒心を感じ取りましょう。

もう1つは反応と距離感です。診察室に入りたがらない子どもがいたり、一方で最初から特に距離感を感じさせない子どももいます。見知らぬ人を受け入れる境界線はそれぞれ異なりますから、近づいた時の反応を一人ひとり観察しましょう。診察を行う前に必ず子どもの境界線を把握し、その境界線をいきなり越えないよう気を付けましょう。子どもと親との距離感も確認すべきポイントです。子どもが親にぴったりくっついている場合、子どもが警戒していることは容易に想像できます。



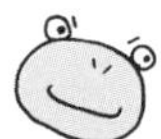

その2

## 診察に引き込むために警戒心を解こう

次は、子どもの警戒心を少しでも和らげてあげます。警戒している子どもに「今日はどうしたの?」とオープンクエスチョンで尋ねても、黙って答えてくれなかったという経験があるのではないでしょうか。こういうときは、子どもを診察に引き込みましょう。次の4つの方法を試してみてください。

まずは好奇心をくすぐること。まだ話ができない子どもを相手にするときは、リズミカルな音を出したり、軽くトントンとたたいたりして興味を引きます。もう少し大きい子どもでは、洋服やおもちゃを褒めたりしてみましょう。

マッチングやミラーリングも有効です。人は無意識のうちにお互いに表情やしぐさなどをまねしています。これを意図的に行うことをマッチングやミラーリングと呼び、親近感を抱かせることができるといわれています。子どもの表情やしぐさをまねしてみましょう。特に大きな子どもに効果的です。

ほとんどの子どもにとって救急外来の診察室は初めて来る場所ですから、その環境に慣れさせることも重要です。子どもは見慣れないものを警戒します。これから診察に使用する道具(例えば耳鏡や聴診器など)を触ってもらい、慣れてもらいましょう。道具が危険なものではないと分かれば、警戒心を解くことができるはずです。

何か他のことに集中させて注意をそらすという方法もあります。子どもが集中するものは発達の段階により異なります。例えば幼児であれば、絵本やおもちゃ(音が出たり、光ったりするもの)などであり、もう少し大きい児童であれば音楽も有用です。スマートフォンを診察室に持ち込んでいれば、音楽を聴かせたり動画を見せたりと便利に活用できます。診察の時だけでなく、縫合などの処置の場でも役立つので試してみてください。子どもの集中力にきっと驚くと思います。

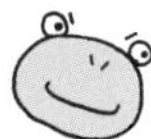

その3

## 常に表情や行動をモニターし続けよう

1つの方法ではうまくいかないこともありますし、ある方法でうまくいったとしても、他の子どもに同じ方法が通用するとは限りません。上記の方法を試したら、それが効果的だったか必ず確認しましょう。もし信頼関係が築けていないと思ったら、無理に先に進めようとせず、一歩下がることが大切です。

忙しい救急外来では、ゆっくりと診察している時間はないかもしれませんが、子どもを急いで無理やり診察する前に、警戒心を和らげられるか試してみましょう。皆さんも診療の中で工夫を凝らし、子どもと上手に信頼関係を築けるよう、診察技術を磨いていきましょう。 (山本 一太)

**POINT**

- 子どもをよく観察して、警戒心を感じ取る
- 興味を引いたり、注意をそらしたりして、警戒心を和らげる

●参考文献

1) Krauss BA, Krauss BS. Ann Emerg Med. 2019;74:30-5.

# こちらの患者さん日本語が話せません！英語診療のコツ

**AIM**

- **英語診療に活用できるリソースを知る**

皆さんは外国語で診療した経験はありますか。ここでは、多くの皆さんの“第二言語”である英語での診療について、知っていると少し役立つかもしれないTipsをご紹介しようと思います。

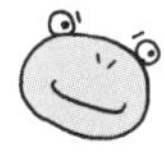

## 便利なリソースを活用する

病院の立地や役割にもよりますが、東京や大阪などの大都市圏や、周囲に有名な観光地がある地域では、外国人診療の機会は少なくないでしょう。そういった病院では、病院独自の外国語診療マニュアルが存在することが多いですが、外来の隅でホコリをかぶっていたりするものです。まずはマニュアルの有無を確認し、あれば積極的に活用しましょう。

マニュアルが存在しない場合にも、インターネットを通して有用なリソースを手に入れることができます。厚生労働省は5カ国語で「外国人向け多言語説明資料」[1)]を公開しています。また、「多言語医療問診票」[2)]というウェブサイトでは、なんと18カ国語分の問診票が無料で公開されています。これらの資料は英語以外の言語での診療でも非常に有用ですので、診療でお困りの際はぜひご活用いただければと思います。

病院によっては電話医療通訳サービスと契約している場合があります。こちらもただ存在が知られていないだけの可能性もありますので、一度自分の病院が持つリソースを確認してみるとよいでしょう。

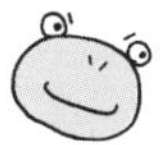

## 流暢に話そうとしなくても大丈夫！

診療においては、必ずしも流暢に話す必要はありません。日本人の抱える英語コンプレックスは根深く、ネーティブスピーカーのように話せないことを恥ずかしいと感じる方も多いようです。しかし、英語診療は弁論大会ではありません。お互いに致命的な勘違いをすることなく、必要な情報を受け渡すことができれば十分です。そのためにはいくつかコツがありますので、以下にご紹介します。

### ① 大きな声で話す

心掛け次第で誰にでも実践可能な一番のコツは、「大きな声で話すこと」です。「何だそんな簡単なことか」と思われるかもしれませんが、意外とこれが難しいのです。自分や周囲の経験からも感じるのですが、日本人の英語が伝わらない大きな理由の1つに、「ただ声が小さい」ということが挙げられると思います。一生懸命英語で話した揚げ句、外国人にけげんな顔で聞き返されると、心が折れそうになるかもしれませんが、多くの場合彼らに悪気はありません。そこで自信を失くして一歩引いてしまい、より小さな声になってしまうと、コミュニケーションは一層難しくなります。ぜひ半歩前に出て、「母語ではないのだから多少ヘタなのは当たり前」と開き直るくらいの気持ちで臨んでください。

### ② 筆談を活用する

日本人の英語学習者にとっての大きな足枷の1つは、いわゆる和製英語です。これは医療現場においても変わりありません。いくつか例を挙げてみましょう（ここでは便宜上カタカナで表現してみます）。

① アイビュープロフェン [aɪ.bjuːˈpɹoʊ.fən]
② ディジョキシン [dɪˈdʒɒksɪn]
③ ハーピーズ [ˈhɜː(r)piːz]
④ エイサイクロビァ [eɪˈsaɪkləvɪr]

会話の中でこれらの単語を突然聞いて、すぐに意味を想起できるでしょうか。正解は……

① イブプロフェン（Ibuprofen）
② ジゴキシン（Digoxin）
③ ヘルペス（Herpes）
④ アシクロビル（Acyclovir）

です。聞き慣れれば勘違いすることもなくなりますが、筆者自身は初めてこれらの単語を聞いたとき、ちんぷんかんぷんでした。3と4などは、同じ文章の中に登場したので、ほとんどパニック状態に陥ってしまいました。

このような表現が出てきたときの対処法なのですが、それはズバリ筆談です。医師の中には論文などで文字としての医学英語には慣れ親しんでいる方が多いと思います。読むことに慣れた方々にとっては、上の4つの単語のように、音として聞き慣れなくても、文字にして書き出してもらうと簡単に意味が分かる単語も多いのです。大事なことは、こういう分からない音に出くわしたときに、適当に流したりせず、文字にしてもらうことだと思います。

・Can you spell it out for me？
・How do you spell it？

などと聞きながら、紙とペンを渡してみてください。アハ体験のような、腑に落ちる瞬間を経験できると思います。

発音については、「単語＋pronunciation」と検索すれば、YouTubeの発音動画や、音声ファイルが再生できる辞書サイトが多数見つかります。

一昔前は高級な電子医学辞書でもなければ聞けなかった正しい発音が、インターネットを通じて簡単に学べる時代になりました。

**③ 定形表現を覚える**

3つ目は少しアドバンストな内容です。人並み以上に英語が好きで、外国人診療を楽しめる方であれば、ぜひ英語診療の定形表現を覚えてみてください。実は、問診に必要な表現は非常に限られています。先ほどのマニュアルを活用してもよいですし、書店に足を運べば、医学書コーナーにはたくさんの英語診療の本があることに気付くと思います[3)]。これらを1冊読破し、実際の診療の際にアウトプットすることで、皆さんの中に定形表現が根付き、自分のものとなってくるはずです[4)]。また、実際の英語診療の表現をまとめて、無料で公開しているブログもありますので、参考にしてみてください[5)]。

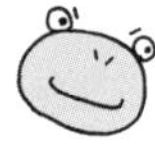

## さらに上のレベルを目指す人へ

将来、英語圏に臨床留学したいという志の高い方は、ぜひ米国医師国家試験（USMLE）のSTEP2 CS（医療面接）の教材「First Aid」を活用してみてください。2021年3月現在、第6版が発売中です。最新版の良い点は、問診の例文が豊富に載っているところです（第5版まではありませんでした）。

ここに出てくる文章は、そのまま実際の現場でも活用できます。友人や同僚で、同じ志の仲間が見つかれば、お互いに医師役、患者役に分かれて練習をするのが非常に効果的です。Skype英会話などを活用するのもよいかもしれません。また、学生や研修医による自主勉強会が主催されていることも多いので、情報交換の意味も含めて、そういった場に参加することもおすすめです。2021年1月に現行の試験の廃止が発表されました。今後、また同様の試験が形を変えて再開されることと思います。さらに上のレベルを目指す方は、最新の教材を利用してぜひ合格を目指されてください。

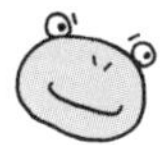

## Anyone, Anything, Anywhere, Any language！



言葉の通じない、遠く離れた異国の地で体調を崩すと、本当に不安になります。そのような状況で、少しでも母語が通じる医療者の存在は、患者にとって一筋の光明となるでしょう。（森 祐樹）

**POINT**

- 無料で公開されているリソースや筆談を駆使し、致命的なコミュニケーションエラーを起こさないようにする
- 英語が流暢に話せる必要はない。大きな声で自信を持って対応する
- 言葉が通じない環境で体調を崩した人の気持ちをくむ


●参考文献

1）厚生労働省「外国人向け多言語説明資料」（https://www.mhlw.go.jp/stf/seisakunitsuite/bunya/kenkou_iryou/iryou/kokusai/setsumei-ml.html）

2）NPO法人国際交流ハーティ港南台 公益財団法人かながわ国際交流財団「多言語医療問診票」（http://www.kifjp.org/medical/index.html）

3）田村謙太郎，読むのも書くのも苦手な“英語”でまさかの外来診療を！？.2017;27:122-5.

→ 筆者の横須賀米海軍病院の大先輩である田村先生の記事です。英語圏以外の外国人診療も含めてよくまとまっています。

4）国立国際医療研究センター病院国際診療部「英語による外国人診療」（https://www.youtube.com/watch?v=YsfOm3jX4bI&feature=youtu.be）

→ 国立国際医療研究センター病院国際診療部が公開しているYouTubeビデオです。参考文献3）の筆者である田村先生が医師役を演じています。日本人による実際の英語診療の流れがどのようになっているのかつかむには良い教材だと思います。

5）ブログ「自分のあたまで考える」（http://tsunochan.com/）

→ 筆者の横須賀米海軍病院時代の同僚が開設したブログです。海軍病院で実際に米国人指導医と米国人患者を英語で診療しながら磨き上げた、「英語診療での診察フレーズ集」が無料で公開されています。

# 外国人がやって来た！医療通訳、どうする？

AIM

- 外国人患者とのコミュニケーションにおける問題点を知る
- ad hoc interpreterを利用することの利点・欠点を知る

皆さん、外国人が救急外来を受診したらどうしますか。「英語なら話せるから大丈夫！」と思っている方もいるかもしれません。しかし、2019年6月末時点での在留外国人数は約283万人であり、その国籍は約28%が中国、約16%が韓国です[1)]。つまり、英語圏以外の外国籍住民が非常に多いのです。ある研究では、静岡県西部の医師の約60%が週1回以上、外国人患者を診療しているといいます[2)]。想像している以上に外国人診療の頻度は高いようです。そこでここでは、外国人診療の問題点、特に通訳によるコミュニケーションエラーに焦点を当てて紹介していきたいと思います。

日本では2019年4月に「外国人患者の受入れのための医療機関向けマニュアル」が策定されました。その中で医療通訳についての言及もされていますが、まだまだ実臨床で困ることは多いと思います。米国には、通訳によるコミュニケーションエラーに関して、多くの研究があります。そのうちの1つは、ICUでなんと77%ものコミュニケーションエラーが生じたと報告しています[3)]。コミュニケーションエラーは診断エラーの原因になるだけではなく、患者の不満や不安の要因となったり、処方薬の内服間違いや、処方薬を内服しない原因になるともいわれていますので[4)]、可能な限り避けたいものです。

## CASE

45歳男性。近隣の工場に勤務しているブラジル人男性。1時間前からの胸痛を訴え救急受診。日本語・英語は全く話せず、母語であるポルトガル語のみを話す。同伴者は工場の上司。同じくブラジル人で、英語は話せないが、日本語を少しだけ話すことができる。

このCASE、診断も気になりますが、ここではコミュニケーションの観点から考えてみましょう。皆さんならどうしますか。以下の選択肢から選んでみてください。

❶ 外国人診療はちょっと難しいため、丁重に受診をお断りする

❷ 同伴者に日本語で一生懸命説明し、何とか患者から問診を取り、病状を伝えてもらう。加えて、無料の翻訳アプリやウェブページを駆使する

❸ 専門の訓練を受けた医療通訳者を用意し、対応してもらう

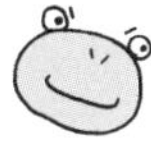

選択肢1

## 丁重に受診をお断りする

実は、患者が外国人だからという理由だけで診療を拒絶することはできません。医師法第19条では、患者が診察を求めた場合には「正当な事由がなければ、これを拒んではならない」と定められています。言葉が通じないことは診療拒否の正当事由にはならない可能性が高いといわれています。特に、病状の緊急性が高い場合には、診察を行い応召義務を果たす必要があります。しかし正確な問診が難しい場合、適切な診断・診療を行うことは困難なことも確かです。

患者の話す言語で診察可能な病院があるならば、必要な診療を行った上で、より適切な診察が受けられるよう紹介することが望ましいでしょう。

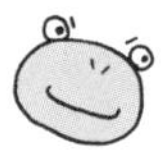

選択肢2

## 同伴者や翻訳アプリの助けを借りる

現実的に、この選択肢を選んだ方が一番多いのではないでしょうか。医療通訳の訓練を受けていない人物による通訳を「ad hoc interpreter（にわか通訳）」と呼びます 図1 [5]。

このad hoc interpreterは、救急外来でも実際よく利用されます（「付き添いが日本語を少しでも話せる人でよかった！」なんて思いませんか）。

しかし、このad hoc interpreterには大きな落とし穴があります。米国の救急外来において、主にスペイン語を話し、英語を十分に話せない患者を対象にした研究では、臨床的に重要な誤訳の割合が、no interpreterで20%、ad hoc interpreterで22%、professional interpreterで12%でした。professional interpreterは有意に誤訳の割合が少なかった一方で、no interpreterとad hoc interpreterは誤訳の割合がほぼ同等であるという結果でした [6]。

このような結果になった理由としてad hoc interpreterでは、言い換え・省略が行われている可能性、通訳者の医療専門用語の知識不足などが挙

**図1 通訳者の違い**

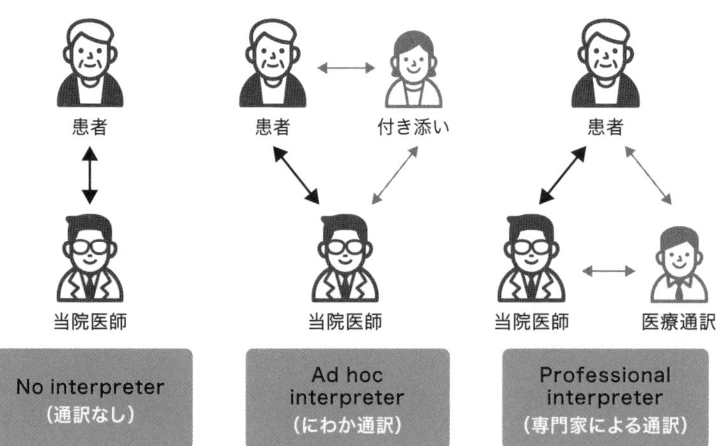

**表1** ad hoc interpreterの問題点と対策

| 問題点 | 対策 |
|---|---|
| 言い換え・省略が行われている可能性 | 医師／患者の言葉を正確に伝えるよう通訳者に依頼する注意事項を書いた文書を渡す |
| 翻訳者の医療専門用語の知識不足 | 医療者は専門用語を可能な限り避ける |
| プライバシーの共有に関する問題 | プライバシーの保護について事前に説明する |

げられます。例えば、我々でもなじみのある「nausea」や「allergic」といった単語も、英語を第一言語としない外国人には伝わりにくい可能性があるそうです[7]。また、患者の個人的な情報を通訳者に知られてしまうという問題もあるといわれています。

その他の研究でも同様に、ad hoc interpreterは医師との信頼関係の崩壊、患者満足度の低下、患者の守秘義務違反、不正確なコミュニケーションだけでなく、誤診や不適切・不十分な治療、医療の質の悪化を招くといわれています[5]。ad hoc interpreterの問題点を避けるためには**表1**に挙げることに気を付けるとよいでしょう。

プライバシーの保護に関してですが、性的問題についての問診など特に機密性が重要視される問題については、相手に敬意を表し、決めつけない支持的な姿勢を心掛けた上で、以下のような工夫が必要です[8]。

- 診療前に「ここで通訳をする内容は全て他言しません」と通訳者に宣言してもらう
- 事前に「通訳者がその状況において感情的になってしまい、結果として公平にかつ集中して通訳することが難しいと考えられる場合はその通訳を断るべきである」と医師から通訳者に説明する
- 通訳終了後に患者の目前でメモを取った紙を破り廃棄するか、患者にそのメモを渡す

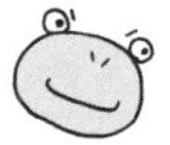

選択肢3

## 医療通訳者を用意し対応してもらう

前述の研究の結果からも、専門の訓練を受けた医療通訳者を用意してもらうことは理想的であるといえます。しかし現実的に英語・中国語以外の言語の医療通訳者を常時待機させている病院は少ないのではないでしょうか。必要時に外部委託する方法などもありますが、費用の問題や、必要な時にすぐに派遣できないなど利便性の問題があります。

また、今回のCASEの患者は胸痛を訴えています。数時間後に血液検査と心電図を再検する必要があると判断した場合、通訳者はずっと待機すべきなのかなど、外部委託にも様々な課題があります。

そのような課題を解決するために、対面での医療通訳ではなく、電話による医療通訳やテレビ電話・インターネット回線を用いた医療通訳を行っている会社があります。無料で利用できる電話医療通訳サービスも存在しますが、利用時間などに制限があることには注意が必要です。自治体主体で同様のサービスを行っている地域もありますので、「県名＋医療通訳」といったキーワードでウェブ検索するなどして、探してみてください。

さて、ここまで医療通訳の種類とそれぞれの問題点についてお話ししてきました。前述の文献[7)]では、医療者は可能な範囲でad hoc interpreterによる通訳を避けるべきではあるが、例外が2つあると述べています。

1つは患者がad hoc interpreterによる通訳を望んでおり、通訳者もそれに同意している場合、もう1つは生命の危険に直面しており迅速な対応が要求される場合です。

日本ではまだ医療通訳の法制化など、外国人患者に対する診療環境は整備されておらず、現実的にad hoc interpreterを利用することも多いとは思います。その際にはad hoc interpreterの問題点を意識しながら診療していただければと思います。（宮本 雄気）

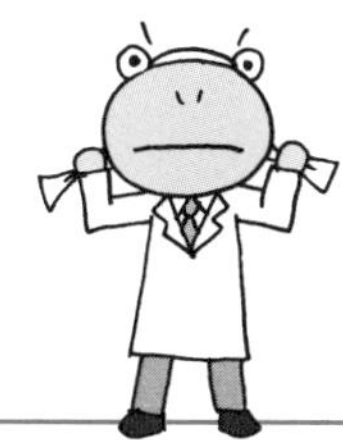

**POINT**

- 医療通訳の理想はprofessional interpreterである
- professional interpreterには電話やインターネット回線を利用したものも存在する
- やむなくad hoc interpreterを利用する場合は通訳者がいない場合と同等に誤訳されている可能性があることに注意し、「言い換え・省略が行われている可能性」「プライバシーの共有に関する問題」「翻訳者の医療専門用語の知識不足」について意識する

●参考文献

1）法務省「令和元年6月末現在における在留外国人数について（速報値）」（http://www.moj.go.jp/isa/publications/press/nyuukokukanri04_00083.html）

2）Hamai T, Nagata A. Health Behav Policy Rev. 2014;1:290-301.

3）Pham K, et al. Chest. 2008;134:109-16.

4）Flores G, et al. Pediatrics. 2003;111:6-14.

5）Jacobs EA, et al. J Gen Intern Med. 2001;16:468-74.

6）Flores G, et al. Ann Emerg Med. 2012;60:545-53.

7）Brenner JM, et al. Ann Emerg Med. 2018;72:432-7.

8）Suzanna Reiss-Koncar「Healthcare Interpreting with Heart and Mind: An Intermediate Textbook for Medical Interpreting」（Culture & Language Press、2017）

# ERで児童虐待を疑ったら

**AIM**

- **児童虐待の実情を知る**
- **児童虐待を疑うためのポイントを知る**
- **児童虐待を疑ったときの具体的な対応を知る**

皆さんは、救急診療の中で児童虐待を疑ったことがありますか。児童虐待を疑った場合、どのような対応を取るべきなのでしょうか。ここでは、児童虐待を疑うポイントと疑った場合の具体的対応について紹介します。既に皆さんの施設に対応マニュアルなどがある場合は、そちらも一度目を通してみてください。

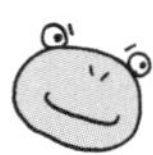

## 児童虐待について知っていますか?

まずは児童虐待について整理しておきましょう。ここでは、総論として救急診療に関わる内容を紹介します。

児童虐待は、身体的虐待、性的虐待、ネグレクト、心理的虐待の4つに区別されます 表1 [1)]。児童相談所での対応件数は年々増加しており、令和元年度には19万3780件と過去最多の件数を記録しています 図1 [2)]。内訳は心理的虐待が10万9118件（56.3%）と最多で、身体的虐待が4万9240件（25.4%）、ネグレクトが3万3345件（17.2%）と続きます。相談経路については警察などが9万6473件（49.8%）と全体の約半数を占め、医療機関からは3675件で全体の1.9%にしか過ぎません[2)]。医療機関か

**表1 児童虐待の種類と内容**

| | |
|---|---|
| **身体的虐待** | 殴る、蹴る、たたく、投げ落とす、激しく揺さぶる、やけどを負わせる、溺れさせる、首を絞める、縄などにより拘束する |
| **性的虐待** | 子どもへの性的行為、性的行為を見せる、性器を触るまたは触らせる、ポルノグラフィの被写体にする |
| **ネグレクト** | 家に閉じ込める、食事を与えない、ひどく不潔にする、自動車の中に放置する、重い病気になっても病院に連れて行かない |
| **心理的虐待** | 言葉による脅し、無視、きょうだい間での差別的扱い、子どもの目の前で家族に対して暴力をふるう（DV）、きょうだいに虐待行為を行う |

**図1 児童虐待相談対応件数の推移**

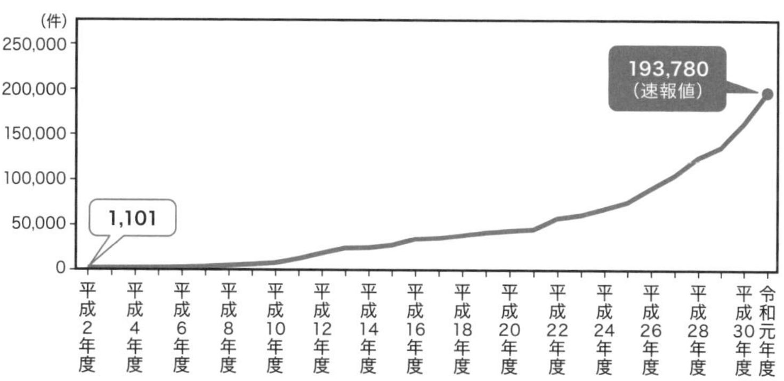


らの通報は死亡例や重篤例が多いとされます。また、小児救急外来から通告された虐待症例は、虐待判明までに平均4.6回も救急外来を受診しており、その大半が夜間帯の受診であったという海外からの報告もあります[3)]。救急医（小児の診療に携わる医師およびメディカルスタッフも同様）が早期に発見・介入することで子どもとその家族を守ることができます。裏を返せば、救急医が発見できなければ、彼らの未来が奪われてしまう可能性があるということを認識しなければいけません。

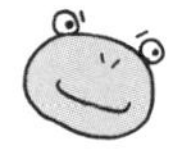

# 児童虐待を疑うには

虐待を受けている子どもは様々な理由で救急受診しますが、最初から「虐待」という情報が入ることは少なく、むしろそういった情報がない中で疑うことが求められます。病歴聴取や周辺状況、身体診察などから虐待を疑うポイントをまとめます。

**表2** 虐待を疑うための項目「CHILD ABUSE」

| |  |  |
|---|---|---|
| C | Care delay<br>**受療行動の遅れ** | 損傷が生じてから受診までの時間軸に不自然なところがないか |
| H | History<br>**問診上の矛盾** | 語る人により受傷機転などの病歴が異なっていないか、一貫性はあるか、現症と合致しているか |
| I | Injury of past<br>**損傷の既往** | 短期間に繰り返しけがで受診していないか（カルテが診療科別になっている医療機関は要注意） |
| L | Lack of nursing<br>**ネグレクトによる事故・発育障害** | 何が・いつ・どこで・どのように起きたのかを語れるか、誰が一緒にいたか、定期受診や検診の有無 |
| D | Development<br>**発達段階との矛盾** | 「ハイハイをしない子に挫傷や骨折は起こり得ない」<br>目安：寝返り5カ月、ハイハイ9カ月、始歩13カ月 |
| A | Attitude<br>**養育者・子どもの態度** | 養育者の医療スタッフや子どもへの反応、子どもの養育者への反応に気になる点はないか |
| B | Behavior<br>**子どもの行動特性** | 緊張度が極めて高い、攻撃的な言動が多い、過度になれなれしい、落ち着きがない、性化行動 |
| U | Unexplainable<br>**けがの説明がない・できない** | けがの説明ができない場合、虐待／ネグレクトの両面を考慮する、話のできる年齢の子どもが「分からない」という場合は要注意 |
| S | Sibling<br>**きょうだいが加害したとの訴え** | 重度や複数箇所のけがを幼少児が加えることは極めてまれ、幼いきょうだいがいる場合、言い訳として最も汎用される |
| E | Environment<br>**環境上のリスクの存在** | 家族リスク：社会的孤立、経済的要因、複雑家族<br>子どものリスク：望まぬ出生、育てにくい子ども |

### ① 病歴聴取・周辺状況

病歴（受傷機転）や周辺状況の整理・把握は児童虐待を疑うために非常に重要です。これらの情報から「おかしい」と気付けることで、その後の診療が変わってきます。病歴を確認する際には、なるべく詳細に正確に情報を整理するように心掛けましょう。頭の中で映像化できるくらい細かく聴取し、違和感を抱かないか、矛盾はないかを確認しながら詰めていきます。例えば、「ベッドから落ちた」という家族からの話も「落ちた」のか「（状況的に）落ちたのだと思う」のか、「目撃」はあるのかないのか、発生時刻と発見時刻は異なる可能性があるか、など細部まで配慮しながら聴取しないといけません。また、母子手帳の確認も大切で、そこから情報が得られることもあります。

周辺状況から児童虐待を疑うための項目「CHILD ABUSE」**表2** [4)]を病歴聴取の参考にしてみてください。

#### つい口調が強くなってしまい……

筆者が小児救急の研修をしているとき、こんな失敗をしてしまったことがありました。ソファから落ちた乳児を診察していたのですが、病歴聴取を意識して詳細に外傷の受傷機転を確認していたところ、「目を離していたので分からない」「そこまで覚えていない」という母親に対して徐々に私の口調が強くなり、母親は責められていると感じたのか泣き出してしまったのです。そばにいた看護師さんがすぐに母親に声掛けをしてくれたので、そのまま診療を続けることができましたが、関係性を壊しては有益な情報も得られなくなってしまいます。詳しい経過を知りたいのに知ることができなかった私のいら立ちが母親に伝わり、ただでさえお子さんが心配で受診している母親にさらに負担をかけることになってしまいました。受診の最後には事故予防についての説明もしましたが、そんな私の説明もきちんと伝わっていたのかどうか……とても反省している症例です。場のつくり方、口調、看護師の同席なども病歴聴取には重要であることを再認識しました。

### ② 身体診察

身体診察では、全身の新旧含めた打撲・熱傷・挫傷などの有無や痕を確認し、同時に汚染・衛生状態や栄養状態、さらには精神状態についても評価します。病歴では疑う要素がなかったとしても、身体診察で虐待を疑う要素があれば、再度（もしくは後で）病歴を詳細に整理します。衣服に隠れる部位が損傷を受けやすいため、乳幼児ではオムツまで脱がせて、幼児以上では性別や年齢に配慮しながら衣服を脱いでもらって全身の診察をします。特に4歳以下の子どもで胴体（Torso）、耳（Ears）、頸部（Neck）に打撲痕を認める場合、あるいは4カ月未満の乳児で体のどこかに打撲痕を認める場合は虐待の可能性が高いといわれ（感度97%、特異度84%）、TEN-4 bruising clinical decision rule（TEN-4 BCDR）として知られています[5]。

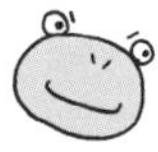

## 虐待を受けているかも……どう対応する？

救急医に求められているのは虐待の認定ではありません。疑った場合に、通報・相談を通して、今後の予防や養育者への支援につなげることが重要です。対応のポイントを4つ挙げたので、参考にしてみてください。1人で対応するのではなく、関連部署と連携したり、対応に慣れたスタッフに応援を依頼したりして、チームで対応することを心掛けましょう。

### ① 診療記録に残す

医療面接や診察で得られた情報を記載することになりますが、様々な配慮が必要です。病歴聴取の際には、相手との関係性を保ちながら情報を整理する必要があるため、虐待に関する直接的な表現は避けます。また、聴取できた病歴が不自然だったり、矛盾したりすることがあっても、まずは発言内容をそのまま記載します。このとき、発言者と患児との関係性、聴取側のスタッフが複数人いる場合はそのスタッフの氏名も記載するとよいです。

外傷や低栄養などで外表に特徴がある場合は写真を撮影し（同意が得

られないなど写真撮影が難しい場合はスケッチ)、記録に残します。写真撮影の際には、部位を示すための全体像と、局所の病変を示すための拡大像の2つを撮影します。病変の大きさを示す際に定規などを利用することもあります。

**表3 児童虐待が疑われた際に考慮する検査**

| | |
|---|---|
| **X線検査** | 受傷部位のX線に加えて、全身骨X線検査を考慮する |
| **頭部画像検査** | 頭部CTまたは頭部MRI。外傷の病歴がなくても原因不明の意識障害や繰り返す嘔吐があれば検査を考慮する。逆に乳幼児の急性硬膜下血腫を認めたら虐待を疑う |
| **眼底検査** | 多発性・多層性の網膜出血で、出血性網膜分離などが特徴的。淡い網膜出血は24時間で消失することに注意する(できるだけ早期の診察が重要) |
| **血液検査** | 栄養(ネグレクトや心理的虐待)、感染症(ネグレクトや性的虐待)、外傷による臓器損傷(身体的虐待)の評価などで考慮する |
| **尿検査** | 外傷による腎尿路損傷(身体的虐待)、感染症(性的虐待)の評価などで考慮。尿中薬物スクリーニング検査も必要であれば行います |

**表4 全身骨X線(スクリーニング)検査**

| 部位 | 撮影方向 |
|---|---|
| 頭蓋 | 正面・側面 |
| 脊柱(頸椎・腰椎) | 側面 |
| 胸郭(胸部ではない) | 正面・側面 |
| 股関節(骨盤) | 正面 |
| 大腿 | 左右正面 |
| 下腿 | 左右正面 |
| 上腕 | 左右正面 |
| 前腕 | 左右正面 |
| 手指 | 左右正面 |
| 足趾 | 左右正面 |

### ② 検査を考慮する

児童虐待を疑ったときに、表3のような検査を考慮します。全身骨X線(スクリーニング)検査については2歳未満の全ての虐待疑い症例、2歳以上の身体的虐待疑い症例で考慮します 表4 [6]。初診時のX線で骨折所見が明らかでない場合もあり、1〜2週間後に再撮影を行うこともあります。

#### AHTって?

虐待による頭部外傷を総じてAbusive Head Trauma (AHT) と呼びます。以前は乳幼児揺さぶられ症候群 (SBS; Shaken Baby Syndrome) ともいわれましたが、揺さぶりに限らず様々な受傷機転による頭部外傷に広く対応するために、近年ではAHTと呼ばれることが多くなっています。日本小児科学会がウェブサイト上で「虐待による乳幼児頭部外傷 (Abusive Head Trauma in Infants and Children) に対する日本小児科学会の見解」[7]を公開しているのですが、深く広い考察とともに記載されており、ぜひとも読んでいただきたい内容になっています。

### ③ 入院対応

医学的な入院適応に加えて、虐待が疑われる場合は子どもの安全を確保するために入院を積極的に考慮します。保護者には「検査が必要」「入院での経過観察が必要」と説明し、同意を得やすい状況をつくります。特に夜間や休日で対応に悩むときは入院としておいて翌日以降に対応を相談することも可能です。

### ④ 通告・相談

児童虐待防止法第6条には「児童虐待を受けたと思われる児童を発見した者は、速やかに、これを市町村、都道府県の設置する福祉事務所若しくは児童相談所又は児童委員を介して市町村、都道府県の設置する福祉事務所若しくは児童相談所に通告しなければならない」と記載されています。児童虐待を疑えば児童相談所に連絡・通告することになりますが、対応に困るような場合は院内の慣れたスタッフや関連部署に相談してください。また、保護者に対して通告する旨を説明する必要はありませんので、このことを理由に通告を躊躇することがないようにしてください。院内にサポートチームや虐待防止委員会が設置されている場合は、個人で通告せずに病院対応として通告することも選択肢になります。また、虐待というよりも療育（子育て）に問題を抱えていて、バランスが崩れたら児童虐待に進展しそうな場合は、保健所・保健師と連携して経過を見ていく場合もあります。

（武部 弘太郎）



**POINT**

- 救急外来で児童虐待の早期発見・介入ができれば、子どもとその家族を守ることができる
- 児童虐待は疑うことが大切。そのために正確な情報収集と丁寧な身体診察が必要
- 他の医療スタッフや関連部署と連携し、チームで対応する

●参考文献

1）厚生労働省「児童虐待防止対策」（https://www.mhlw.go.jp/stf/seisakunitsuite/bunya/kodomo/kodomo_kosodate/dv/index.html）

2）厚生労働省「令和元年度児童虐待相談対応件数（速報値）」（https://www.mhlw.go.jp/content/000696156.pdf）

3）Keshavarz R et al. J Emerg Med. 2002;23:341-5.

4）日本子ども虐待医学会「一般医療機関における子ども虐待初期対応ガイド」

5）Pierce MC et al. Pediatrics. 2010;125:67-74.

6）日本小児科学会「子ども虐待診療の手引き（第2版）」

7）日本小児科学会「虐待による乳幼児頭部外傷（Abusive Head Trauma in Infants and Children）に対する日本小児科学会の見解」（http://www.jpeds.or.jp/modules/guidelines/index.php?content_id=121）

# ERで高齢者虐待を疑ったら

**AIM**

- **高齢者虐待の実情を知る**
- **高齢者虐待を疑うためのポイントを知る**
- **高齢者虐待を疑ったときの具体的な対応を知る**

ER Tips 29では、児童虐待についてまとめました。虐待には児童虐待のほかにも、障害者虐待、DV（ドメスティック・バイオレンス）などがありますが、ここでは、高齢者虐待について紹介します。

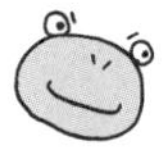

## 高齢者虐待の基本知識

高齢者虐待は、身体的虐待、介護などの放棄、心理的虐待、性的虐待、経済的虐待——に区別されます。

平成18年4月1日より「高齢者虐待の防止、高齢者の養護者に対する支援等に関する法律」（高齢者虐待防止法）が施行されました。この法律では、高齢者虐待の防止や虐待を受けた高齢者の保護、養護者※の支援などについて記載されています。具体的には、65歳以上の高齢者に対する養護者または養介護施設従事者などによる虐待が対象です。特に、第5条「高齢者虐待の早期発見等」では「養介護施設、病院、保健所その他高齢者の福祉に業務上関係のある団体及び養介護施設従事者等、医師、保健師、弁護士その他高齢者の福祉に職務上関係のある者は、高齢者虐待を発見しやすい立場にあることを自覚し、高齢者虐待の早期発見に努めなければならない」とされ、第7条「養護者による高齢者虐待に係る通報等」では「養護者による高齢者虐待を受けたと思われる高齢者を発見した者は、当該高齢者の生命又は身体に重大な危険が生じている場合は、速やかに、これを市町村に通報しなければならない」とされています[1)]。つまり私たち救急診療に携わる者は、虐待の「早期発見に努め」、必要であれば市町村に「通報しなければならない」ということです。

厚生労働省の平成30年度の調査では、虐待と判断された例のうち、養護者によるものが1万7249件（相談・通報件数3万2231件）、養介護施設従事者などによるものが621件（相談・通報件数2187件）であり、前年度と比較して増加しています[2)]。

※ 高齢者虐待防止法の中で、養護者は「高齢者を現に養護する者」と定義され、実際に関わっている家族や知人などを指します。

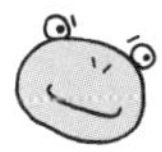

## 高齢者虐待、どう疑う？

児童虐待と同様に、高齢者虐待も最初から「虐待」という情報が入ることはあまりありません。そのような状況で、救急医は高齢者虐待を疑って診療を行う必要があります。**図1**[3)]に高齢者虐待の可能性が示唆される疾患をまとめました。これらの疾患は高齢者のcommon diseaseであることも多く、判断が難しい場合があります。そのため、詳細な病歴聴取や情報収集、入念な身体診察が重要となります。

**図1** 高齢者虐待を疑う疾患

- 擦過傷・挫創・打撲
- 骨折（陳旧性も含む）
- 外傷性頭蓋内出血
- 褥瘡
- 熱傷
- 栄養障害・脱水・低体重
- 中毒
- 誤飲
- 溺水
- 環境による障害（熱中症・偶発性低体温症）
- うつ病やせん妄などの精神症状／疾患
- 性感染症や（一部の菌種での）尿路感染症

## ① 病歴聴取・情報収集

● 患者本人から

高齢者診療ではついつい周囲からの情報収集が主になってしまい、患者本人からの情報収集が疎かになってしまうことがあるかもしれません。それこそが高齢者虐待を見逃してしまう落とし穴です。必ず患者本人からも聴取しましょう。認知機能や疾患によってそれが困難な場合は、他者から情報収集することになりますが、その際もなるべく複数の関係者から情報収集するようにします。患者本人の認知機能や判断能力に疑問を感じる場合は、認知機能に関するスクリーニング検査を行うか、専門家に評価を依頼することも検討します。

本人から情報収集する際は、受傷機転や発症経過などの現病歴を、時系列を意識しながら詳細に確認し、診療経過や診断と矛盾がないか検討します。患者本人から「暴力を受けた」「怖い思いをした」などの言葉を聞けることもあり、診療録には可能な限り本人の言葉通りに記載するのが望ましいです。後述の目撃者や関係者から得られた情報と本人からの情報に矛盾がある場合は、何か疾患が隠れていないか、虐待の可能性はないかを慎重に検討します。

● 目撃者・同乗者・来院者から

本人からの情報収集と同様に確認し、ここでも可能な限りそのままの言葉で診療録に記載することが望ましいです。ここで得られた情報（受傷機転など）が診断と矛盾するような場合は、虐待がないかを慎重に検討する必要があります。また、どこの誰であるか、患者本人との関係性、連絡先なども確認しておきましょう。

● 養護者・養介護施設従事者から

現病歴以外に、本人の普段の様子や養護者または養介護施設従事者の関わり方について確認します。複数人から聴取する場合、別々で聴取することも考慮します。そうすることで情報を隠蔽しにくくなり、話に矛盾がある場合に捉えやすくなります。

### ● ケアマネージャーから

要介護認定を受けている場合はケアマネージャー(介護支援専門員)が設定されています。ケアマネージャーは一般の人よりも医学的な知識や経験を持ち合わせているため、情報収集や連携において重要な役割を果たします。一方で、ケアマネージャーが関わっている場合は、既に虐待の対応が進んでいることも多いです。そのため、要介護認定を受けていない患者、介護保険の申請がされていないような患者で、より注意が必要になります。

### ● 地域包括支援センターから

ケアマネージャーが不在の場合は、地域包括支援センターに問い合わせます。地域包括支援センターは介護保険法の下に各市町村に設置され、住民の健康と生活の安定のために支援を行うことを目的としています。地域の高齢者情報を把握しているはずですが、患者またはその家族が介入を拒否しているなどの理由から情報を把握できていないこともあり、情報の問い合わせと、こちらからの情報提供で連携を図る必要があります。

### ● 他の医療機関との連携

一般的な診療情報に加えて、普段の様子や通院状況、服薬コンプライアンス、家族関係とその関わり方、過去の入院中の様子などを確認します。帰宅後・退院後の診療継続や転院での入院加療を他の医療機関にお願いすることも多く、こちらからも必要な情報を提供し、連携を図る必要があります。

### ② 身体診察

高齢者虐待に関連した疾患 図1 や受診動機は多岐にわたります。病歴などから少しでも疑う要素があれば、詳細な身体診察を行い、全身の新旧含めた打撲・熱傷・褥瘡などの有無や痕を確認し、同時に汚染・衛生状態や栄養状態、さらには認知機能や精神状態についても評価します。病歴では疑う要素がなかったとしても、身体診察で疑う要素があれば、もう一度病歴聴取を詳細に行います。また、早いタイミングで身体所見を写真などの記録に残すことも重要です。入院中に生じてしまった褥瘡などと区別する意味でも重要な記録となります。

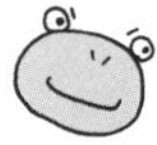

## 高齢者虐待を疑ったら

救急医に求められているのは虐待の認定ではありません。高齢者虐待の可能性がある場合に、相談・通報を通して、今後の予防や養護者への支援につなげることが重要です。高齢者虐待を疑ったときは、以下の4つのポイントを押さえ、しかるべき対応を取りましょう。

### ① チームでの対応

個人ではなく、なるべくチームで対応します。初期研修医や対応に慣れていない場合は、速やかに上級医や周囲のメディカルスタッフと連携して対応してください。また、虐待防止委員会など院内に相談窓口がある場合や対策マニュアルを策定している場合は、そちらに従って対応してください。

### ② 市町村へ相談・通報

虐待を発見した場合は、速やかに市町村に通報します。また、疑いとして相談したい場合や、こちらから情報提供を行いたい場合も同様です。各市町村のウェブサイトなどで窓口を確認しておきましょう。

### ③ 虐待の可能性が否定できないときの対応

虐待の可能性は低いが否定できないと考えた場合、どのように対応するかは、虐待の種類や周囲の関わりなどから総合的に判断します。関連部署・部門と連携した上で帰宅となることもありますが、連携に時間を要する場合などでは入院も考慮します。この場合も相談・情報提供として市町村の窓口に連絡しておくことが望ましいです。夜間や休日などで対応に困る場合は、入院させた上で、改めて医療機関としての対応を協議してください（夜間・休日でも通報は受け付けてもらえます）。

### ④ 養護者と養介護施設従事者への対応

高齢者虐待の場合、養護者が問題を抱えていることも少なくありません。養護者側の背景として、認知症・知的障害・精神遅滞・精神疾患・アルコール関連などがある、身体的・精神的に疲弊している（うつ病などの精神疾患や内因性疾患を発症している）、生活が困窮している——など様々な状況が考えられるので、配慮が必要です。また、一生懸命に介護していたつもりでも、結果的に足りない部分が生じ、その部分だけを我々が目にすることもあります。そのため、最初から虐待と決めつけて情報収集するのではなく、まずは事実関係を整理することを心掛けてください。

中には、長年にわたる確執を抱えている家族も存在し、こちらが簡単には踏み込めないことがあります。父親に対する娘のネグレクトを疑って情報収集をしたところ、娘は児童期に父親から身体的虐待を受けていたことが判明したことがあります。このときは、地域包括支援センターに情報を提供し、この状況を踏まえた上で対策を講じていただけることになりました。

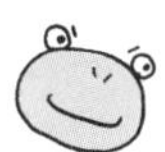

## 高齢者虐待を見逃さないための工夫

高齢者虐待を疑うポイントや対応について詳しく紹介してきましたが、まずは見逃さないことが大切です。そのための工夫を以下にまとめました。

- 高齢者虐待に限らず児童虐待・障害者虐待・DVを普段の診療から常に念頭に置くようにしましょう
- 後輩への指導やカンファレンスなどでも積極的に虐待の可能性について言及し、疑うポイントや対応方法を部門内でも共有しましょう
- 医師だけでなく、メディカルスタッフにも教育・周知することで、疑う機会を増やしましょう
- 養護者や養介護施設従事者等への配慮も必要で、不用意な発言や決めつけは避けて、きちんと情報収集と状況整理をするよう心掛けましょう

（武部 弘太郎）

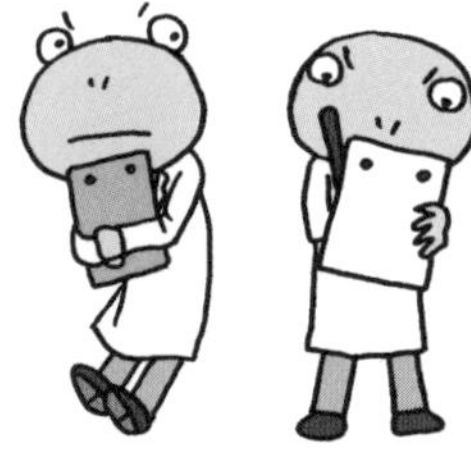

POINT

- まずは疑うこと。日頃から虐待の可能性を念頭に置いて診療に当たる
- 情報収集を入念に行い、相談・通報などの対応をチームで検討する
- 不用意な発言や決めつけは避けるなど、養護者などへの配慮を忘れない

●参考文献

1）「高齢者虐待の防止、高齢者の養護者に対する支援等に関する法律」

2）厚生労働省「平成30年度『高齢者虐待の防止、高齢者の養護者に対する支援等に関する法律』に基づく対応状況等に関する調査結果」
（https://www.mhlw.go.jp/stf/houdou/0000196989_00002.html）

3）Lachs MS, Pillemer KA. N Engl J Med. 2015;373:1947-56.

# 自殺未遂の人を診るときに気を付けること

AIM

- 自殺企図患者の診察を自信を持ってできるようになる
- 自殺リスクの評価を系統的に行えるようになる
- 自殺予防や精神科受診など、救急外来での診察後を見据えた対応ができるようになる

毎年9月10日から16日は「自殺予防週間」として、自殺について誤解や偏見をなくし、正しい知識を普及啓発する活動が行われています[1]。自殺者の40％以上に過去の自殺企図歴があったという報告[2]や、自殺企図者を9年以上フォローすると3〜12％が自殺に至るという報告[3]もあり、リストカットや大量服薬などで救急外来にやって来る自殺企図患者にも注意が必要です。ここでは、救急外来での自殺企図患者への対応について考えたいと思います。

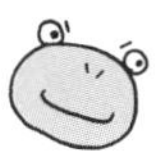

## 情報収集と対応の注意点

まずはバイタルサインの確認など身体的な評価・治療を行います。身体の面が安定したら、もしくは同時並行で、精神科的側面の病歴聴取を行います。特に確認しておきたいポイントを**表1**に挙げます[4]。こちらは帰宅が可能かどうかを判断する上で重要になります。

また、情報収集時の態度も重要で、これは「TALK」の原則**表2**に沿っ

**表1** 自殺企図患者で確認するポイント

| | |
|---|---|
| **精神科の通院状況** | ・通院歴の有無<br>・通院中であれば、入院施設のある病院かどうか |
| **キーパーソンとなる家族の有無** | ・帰宅の際の見守りは可能か<br>・精神科受診の際の付き添いは可能か |
| **過去の自殺企図歴** | ・自殺企図を短期間に繰り返していないか<br>・手段が致死的な方法に変化していないか |

**表2** 「TALK」の原則

| | | |
|---|---|---|
| T | Tell | 誠実な態度で話しかける |
| A | Ask | 自殺企図についてはっきりと尋ねる |
| L | Listen | 相手の話を傾聴する |
| K | Keep safe | 安全を確保する |

て進めていくのが望ましいとされています。まず、患者と医療従事者双方の安全を確保します。患者が自傷行為に使った刃物などは、患者から離すようにしましょう。問診では死についての話題は避けがちですが、患者から「死にたい」と言われたら「死にたいと思うくらいつらかったのですね」と反復するなど、真摯な態度で耳を傾けることが重要です。

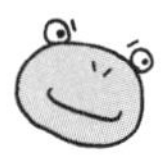

## 自殺リスクの評価

自殺リスク（再企図）の評価は今後の対応において非常に重要です。今回のエピソードが自殺企図によるものであったのか、そうであった場合は理由や背景を確認していきます。「眠ってしまいたかった」と患者が表現した場合でも、「死に至る可能性を考えていたか」を確認し、認める場合は自殺企図として対応する必要があります。

また、診察をしている時点でも希死念慮が残存しているか、今回のことを

**表3** 「SAD PERSONSスケール」

| | | | |
|---|---|---|---|
| S | Sex | 性別 | 自殺既遂は男性に、自殺未遂は女性に多い |
| A | Age | 年齢 | 高齢者と思春期 |
| D | Depression | うつ病 | 特に絶望感が強いとき |
| P | Previous attempt | 自殺企図の既往 | |
| E | Ethanol abuse | アルコール乱用 | その他の薬物の乱用 |
| R | Rational thinking loss | 合理的思考の欠如 | 幻聴や妄想 |
| S | Social support deficit | 社会的援助の欠如 | 援助されないという思い込み |
| O | Organized plan | 組織的な計画 | 具体的な自殺手段の想定、強い意志 |
| N | No spouse | 配偶者の欠如 | 別居、離婚、死別、未婚 |
| S | Sickness | 病気 | 特に慢性の消耗性疾患 |

後悔しているかを確認することも重要です。後悔をしていない場合は、再企図の可能性が高いといえます。

自殺リスクの評価法の1つとして「SAD PERSONSスケール」**表3**[5、6]や「modified SAD PERSONSスケール」[7]があります。「SAD PERSONSスケール」は各項目を1点とし、合計点が高いほど危険性が高いといわれています（低リスク：0～4点、中リスク：5～6点、高リスク：7～10点）。どちらも、精神科専門医以外でも簡便に行える方法です。

## 精神科にどうつなぐか

自殺企図者は何らかの精神疾患に罹患している可能性が高いため、救急外来での診察後、いかに精神科につなぐかが重要となります。

身体的に問題がないと判断された場合、施設内に精神科医がいる病院であれば、可能な限り精神科コンサルトをして、帰宅可否の判断を仰ぐ方が望ましいでしょう。とはいえ、精神科医のいない病院、いても常に相談できるようにはなっていない病院もあり、帰宅の判断やその後のフォローは悩ましいところです。

帰宅の判断に慎重となる状況としては、(1)希死念慮が残存している、(2)今回の自殺を後悔していない、(3)「もう自殺をしない」という約束に応じない、(4)自殺企図を頻繁に繰り返している、(5)不安や幻覚妄想が強い、(6)見守る家族がいない——といったことが挙げられます[4, 8)]。これらの状況がある場合は、このまま帰宅させず精神科病床のある施設に紹介する、夜など紹介が難しいタイミングの場合は自施設で入院とし、翌朝、精神科・心療内科を受診してもらうといった対応をするとよいでしょう。

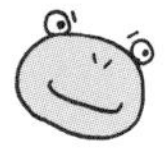

## 帰宅させるときの注意

帰宅が可能と判断された場合でも、精神科や地域のサポートを受けられるような対応が必要となります。かかりつけ医がいる場合は、速やかに受診するよう促します。また、患者家族の同意が得られるのであれば、こちらから連絡を入れておくと、万が一患者が受診しなかった場合でも連携が可能となります。かかりつけ医がない場合は、近隣の施設を紹介することになりますが、精神科の受診は他の科と比べてハードルが高いことが多いため、本人だけでなく家族にも受診の必要性を説明する必要があります。

また、患者が自殺の動機となり得る心理社会的な問題を抱えている可能性もあります。この場合はその問題の解決が重要となるため、ソーシャルワーカーや適切な公的機関に紹介することも医療スタッフの重要な役割となります。各自治体に相談窓口があり、「自殺総合対策推進センター」のウェブサイト上に都道府県別に紹介されています。また、厚生労働省の自殺対策のウェブサイトには、悩みに応じた相談窓口が紹介されています。

当然のことながら、医師だけでは、心理的・社会的な側面に介入することはできません。看護師や薬剤師、ソーシャルワーカーなど他職種の力を借りて対応をする必要があります。

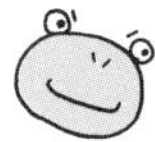

## 詳しく学びたい人へ

自殺企図者への対応については、2009年に日本臨床救急医学会から「自殺未遂患者への対応 救急外来(ER)・救急科・救命救急センターのスタッフのための手引き」[9]が刊行されました(PDFファイルを無料でダウンロードできます)。また、日本臨床救急医学会は、自殺企図者だけでなく精神科的症状を有する患者にまで対象を広げてその対応を学ぶ「PEEC(ピーク)コース」を開催しています。 (花木 奈央)

**POINT**

- 自殺企図患者を診るときは、救急外来の診察で「TALK」の原則にのっとった情報収集を行う
- 問診をしっかり行い自殺リスクの評価を行う
- 救急外来での診察後、必要に応じて精神科診察や自治体の相談窓口につなげる
- 自殺企図の原因についても目を向け対応する

●参考文献

1) 厚生労働省「自殺予防週間」
(https://www.mhlw.go.jp/stf/seisakunitsuite/bunya/0000130808.html)
2) Isometsa ET, et al. Br J Psychiatry. 1998;173:531-5.
3) Moscicki EK. Psychiatr Clin North Am. 1997;20:499-517.
4) 日野耕介,他. Modern Physician. 2014;34:217-9.
5) Patterson WM, et al. Psychosomatics.1983;24:343-9.
6) 坪井康次. 第129回日本医学会シンポジウム記録集. 2005:40.
7) Hockberger RS, Rothstein RJ. J Emerg Med. 1988;6:99-107.
8) 久村正樹,堀 有伸. 臨牀と研究. 2012;89:1211-14.
9) 日本臨床救急医学会「自殺未遂患者への対応 救急外来(ER)・救急科・救命救急センターのスタッフのための手引き」

Column

# 私のCOVID-19対策

**近藤 貴士郎**（名古屋医療センター救急集中治療科）

当院は繁華街に近い立地条件にあるため、感染者との接触リスクを有する人が来院する可能性が高いと予想されます。救急車から患者収容依頼の電話がかかってきた場合は、発熱や呼吸器症状、味覚・嗅覚障害のほかに、バーやカラオケなどによく出入りしていないかを必ず確認するようにしています。もしも患者にリスク行動があったと判断されれば、診断が確定するまではCOVID-19の疑似症例として扱うことにしています。疑似症例は個室管理として、対応する医療者はN95マスク、フェイスシールド、ガウンを着用します。一方、疑似症例に該当しないと考えられる患者は、個室ではなくオープンスペースの処置室に収容しますが、全ての患者にマスクを着用してもらい、対応する医療従事者は必ずサージカルマスクとアイガードを着用します。そうすれば万が一、その患者が後になってCOVID-19陽性であることが判明しても、対応したスタッフの就業を制限して隔離する事態にならずに済みます[1)]。

ERの患者のほとんどは、COVID-19かどうかが分からない状態で来院することから、誰を疑似症例として扱うか判断することは容易ではありません。医療機関の所在地や周辺地域の流行状況によって、判断するための条件も異なってくるでしょう。そこで勤務する医療従事者の安全を守ることを第一に考えて、施設ごとに救急患者への対応ルールを定めるのがよいと思います。

●参考文献

1） 日本環境感染学会「医療機関における新型コロナウイルス感染症への対応ガイド 第３版」（http://www.kankyokansen.org/uploads/uploads/files/jsipc/COVID-19_taioguide3.pdf）

# 第5章

# 明日試したいER Tips
## ～手技編～

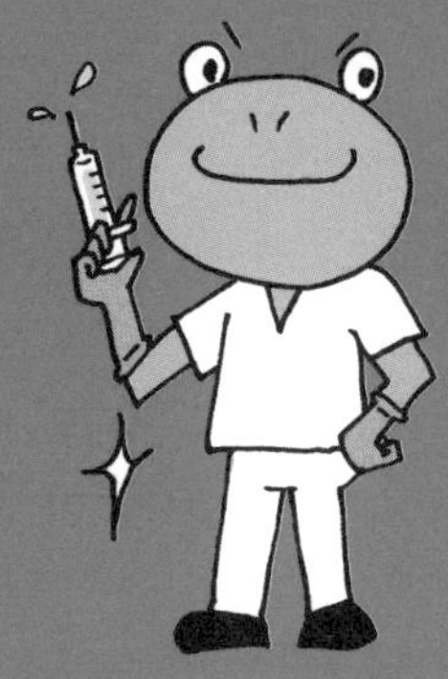

# 準備が大事！
# 腰椎穿刺のコツ

AIM

● **成人の腰椎穿刺のコツを知る**

腰椎穿刺、皆さんは得意でしょうか。自分は失敗したのに上級医が一度で成功していて、「何が違うのだろう？」と悩んだことはないでしょうか。ここでは、腰椎穿刺の手順に沿ってコツをご紹介します。

腰椎穿刺の流れは、以下の通りです。

ポジショニング→穿刺部位の当たりをつける→消毒とドレープ→再度ポジショニングし穿刺部位を決定→局所麻酔→穿刺

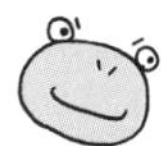

## ポジショニング

腰椎穿刺の最大のコツは、基本中の基本であるポジショニングにあります。これは腰椎穿刺に限らず手技全般にいえること。手技の成功率は、準備段階で大部分が決まってきます。

腰椎穿刺ではまず、患者に側臥位で膝を抱え込んでもらいます。“怒った猫”のようにできるだけ背中を丸め、臍をのぞくように首を曲げてもらいます。このとき、頭の下に枕を入れると肩とのねじれが軽減されます[1)]。

ここで、地面（ベッド）と脊椎が平行になっているか、ベッドと背中全体が垂直になっているかを確認します。ベッドの頭側がギャッジアップされていないか、上側の肩や腸骨が下側の肩や腸骨の真上にあるかを必ず確認しましょう。

穿刺の最中には針の進む角度を完全に把握しておくことも重要なポイントになります。ベッドの高さ、ベッドの縁から背中までの距離にも気を配りましょう。

穿刺部位は手技中の自分の胸のあたり、ベッドの縁から背中までの距離は15cm以内が一般的です **図1**。患者が協力できない状態であれば、介助者にこのポジショニングを手伝ってもらいましょう。

**図1** 穿刺部位は施術者の胸のあたりが適切

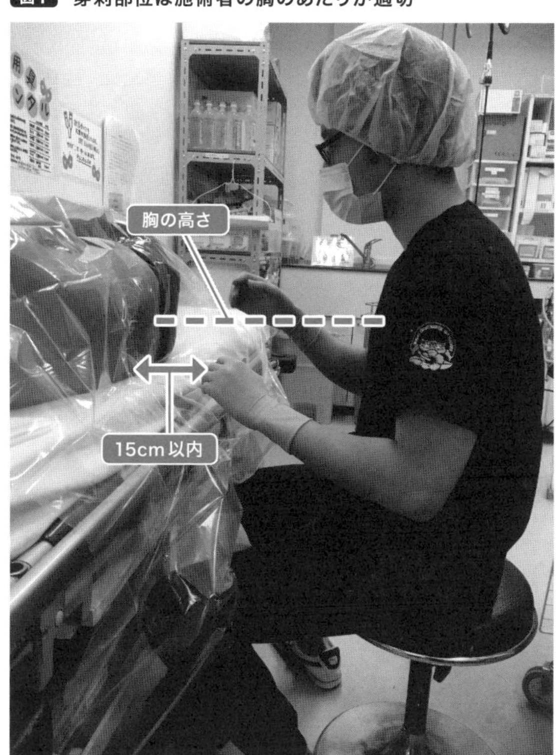

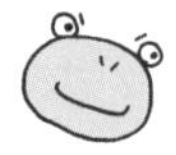

## 穿刺部位の確認

消毒前に、穿刺部位も確認しておきます。もしX線写真を撮っているのであれば側弯がないかなどもチェックしておきましょう。

まず左手（針を刺すのと反対の手）の示指〜小指で上側の腸骨稜をしっかり触診します。両腸骨稜を結ぶ軸上がだいたいL4の高さです。背部の正中を左手母指でぐりぐりと触診すると棘突起を触れるので、その間の凹みのL4/5間とL3/4間を同定します **図2** 。同定は左手で行うのがポイントです。消毒後に穿刺を始める際も同じ左手で位置確認を行うからです。

穿刺部位は、一番広い凹みをおすすめします。一般的に、椎体間はL4/5よりもL3/4の方が広いです。失敗した時のために次の候補にも当たりをつけておきます。L1/2以上は脊髄損傷の可能性があるので避けましょう。

慣れないうちは針のお尻側を押し当てて少しねじり、マーキングをするのもよいでしょう。ただ、穿刺部位は視覚ではなく触診だけで決められるようになるのがベテランへの道です。消毒してドレープで覆った後、穿刺部位をマーキングから視覚的に確認するよりも、左手で体全体の傾きの有無や腸

**図2** L4/5間とL3/4間を同定

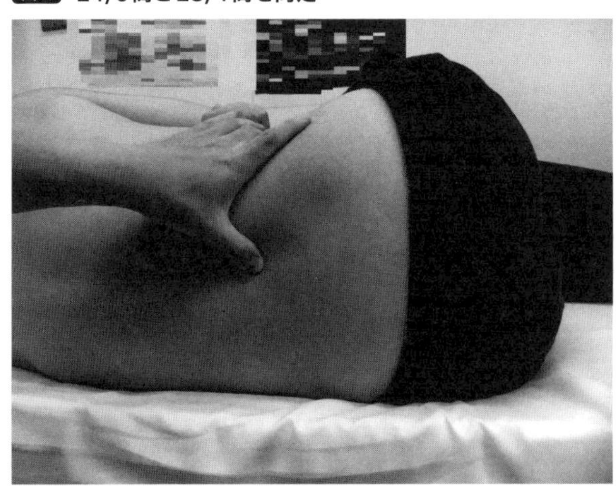

骨稜、棘突起間を触覚的に感じられるようになれば、失敗は減ります。

意識のある患者には、1つひとつの行為ごとに声を掛け、説明しましょう。見えない背中で何をされているのか、患者はとても不安なはずです。また、先ほどのポジションを維持し続けるのは患者も苦しいので、穿刺部位を同定したら少し緩めましょう。消毒・ドレープまで終わったら、改めてしっかり顎を引いてポジショニングし直してもらいます。

アルコール綿で広めの範囲を拭き取り、イソジンまたはクロルヘキシジンで消毒した後、滅菌手袋をつけてドレープで清潔野をつくります。

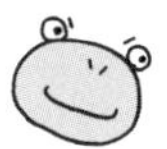

## 局所麻酔と穿刺

ポジショニングをし直し、もう一度穿刺部位を左手（針を刺すのと反対の手）で触診したら、局所麻酔です。注射針は背中に垂直（ルンバール針を進める方向と同じ方向）に進めて麻酔をします。注射で膨隆した部位を左手の母指でマッサージし、凹みを再確認します。

滅菌手袋をつけていて穿刺部位が乾いていると、指が滑らず凹みを触知しにくいときがあります。そういう場合は、ヨードで穿刺部位をもう一度ぬらして指の滑りをよくすると、凹みを触診しやすくなります 図3 。

穿刺を始めたら、針が背中に垂直かつ地面に対し水平に進んでいるかどうかと、どれだけ進んだか（深さ）が重要です。ここが、ポジショニングに続いて初心者が失敗しやすい2つ目のポイントとなるため、針を進める間、確認を怠らないようにしましょう。

腰椎穿刺に使用するルンバール針は長くて柔らかいため、針を進める際には両手で支える必要があります。針先から針のお尻までが常に直線になっていることを確認しましょう。左手の手背を背中に当て、母指と示指で、正しい方向へ進むように針の直線化をそっと補助します 図4 。正面上から見下ろしていると針が地面に水平に進んでいるか分かりづらいので、ときどき両手を離して横から針の角度を見てみるのもおすすめです。

針先が骨に当たって進まなかったら、針先を皮下（表皮直下）までしっ

**図3** 穿刺部位をヨードで濡らし、穿刺部位を触診する

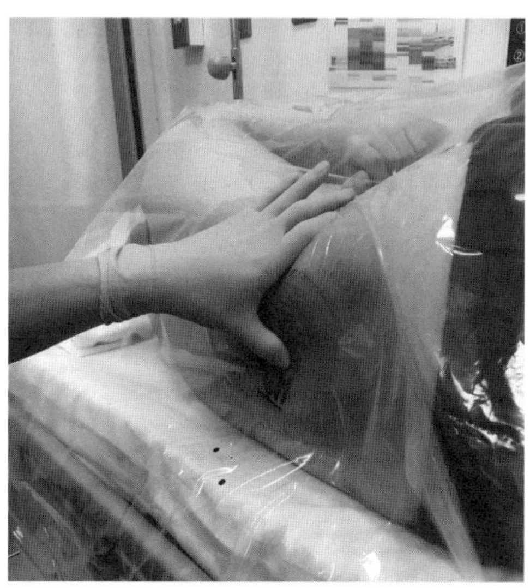

**図4** 穿刺時は針の直線化を母指と示指で補助する

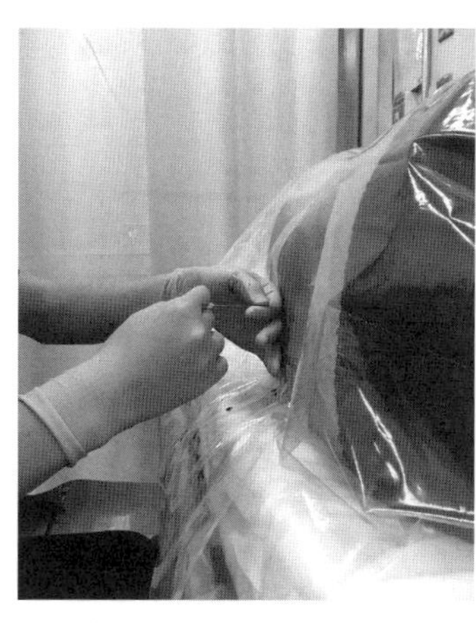

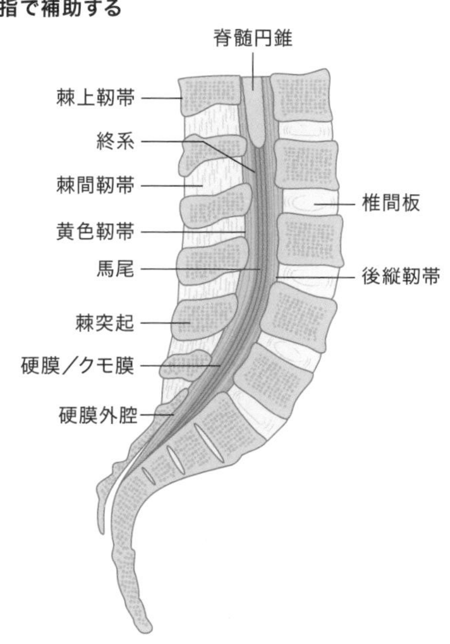

**図5** 尾側の棘突起に当たると針が進まない

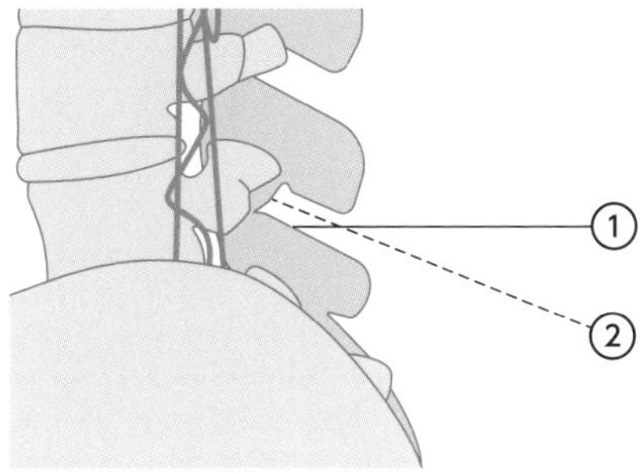




かり抜きましょう。棘突起間のちょうど真ん中を刺していたか、もう一度確認します。

ちょうど真ん中を刺したのに骨に当たってしまった場合は、尾側の棘突起に当たっている可能性があります（**図5**の①）。刺し口を頭側へ少し移動して垂直に刺し直すか、②のように15度ほど頭側へ傾けて刺すとよいでしょう[2)]。

骨に当たる感触はないが髄液が流出してくることもない場合、正中ではなく筋肉内を進んでいるかもしれません。もう一度ポジショニングと針の進む方向を確認します。

ほとんどの場合、棘突起間の真ん中から針を進めることができれば成功します。靭帯が石灰化している高齢者でも、左手と一緒にじわじわと押せば大抵進めることができます。

慣れてくると、硬膜までのおおよその深さが分かるようになります。一般的な日本の成人なら6cm前後です。下のように腰椎穿刺の深さを予測する式もあります[3)]。

腰椎穿刺の深さ（cm）＝1＋17×体重（kg）/身長（cm）

柔らかい硬膜をぷつっと破る感触があればラッキーですが、感触がないことも多いので3～4cmほど針を進めたらこまめに内筒を抜き、髄液の流出がないかを確認しましょう。

ここまでのポイントを押さえていれば、ほとんどの場合で成功します。

（中山 由紀子）

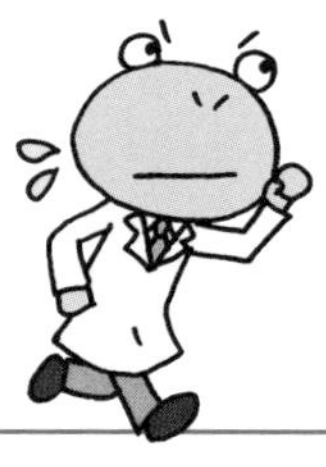

**POINT**

- ポジショニングではベッドと脊椎が平行、背中が垂直になるよう、枕などで調整する
- 穿刺部位をヨードでぬらすと指が滑りやすく、棘突起間を触知しやすくなる
- 穿刺開始後、両手を離して横から見ると、針が背中に垂直に刺さっているかどうかを確認しやすい

●参考文献

1）Kaushal S, Chilembwe M「Essential Emergency Procedures」（日本語版は北原浩、太田凡「救急・ERエッセンシャル手技」、メディカル・サイエンス・インターナショナル、2008）

2）Roberts JR「Roberts and Hedges' Clinical Procedures in Emergency Medicine, 6e」（Elsevier、2013）

3）Abe KK, et al. Am J Emerg Med. 2005;23:742-6.

# 腰椎穿刺がうまくいかないときのバックアッププラン

**AIM**

- **腰椎穿刺のバックアッププランを知る**

ER Tips 32では、成人の腰椎穿刺のコツについて紹介しました。ほとんどの場合は、基本的なコツを押さえれば腰椎穿刺は成功します。しかし、それでも腰椎穿刺が難しい患者がときどきいます。ここでは、そのような患者における2つのバックアッププランを紹介します。

**CASE 1**

88歳女性。意識障害にて救急搬送された。来院時、38℃の発熱を認めたため熱源精査の一環で腰椎穿刺を行った。痩せていたため棘突起は容易に触れるが、棘突起の間、正中から穿刺しても骨のように硬い靱帯に当たってしまい、針が進まない。別の棘突起間からアプローチしたが、やはり皮膚を穿刺して間もなく針が当たってしまう。

忙しい救急外来、患者は次から次へとやって来る。曲がったスパイナル針と針穴と焦りが増えていく……。

CASE 1のように、高齢者では靱帯が石灰化していたり、腰椎が曲がっていたり潰れていたりして正中からの穿刺が困難なことがあります。狙ったところで失敗したときは、まずは他の棘突起間から正中アプローチをトライしましょう。

また、苦戦しているうちに姿勢が崩れていることもあるので、ポジショニングも何度も確認しましょう。これで成功する場合も多々あります。それでもダメなとき、またはX線画像などで高度な変形や石灰化が分かっているときは、paramedian approach techniqueという方法を試してみましょう。

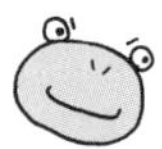

## paramedian approach technique

本来の穿刺点から1cm外側、1cm尾側から穿刺し、頭側へ10〜15度、内側へ10〜15度角度をつけて、椎間孔を狙って針を進めます 図1 [1)]。

median approach（通常の正中からのアプローチ）では、棘上靱帯→棘間靱帯→黄色靱帯→硬膜→くも膜へ到達しますが、このparamedian approachでは脊柱起立筋→黄色靱帯→硬膜→くも膜へと到達します。

この方法では筋肉、黄色靱帯を貫いて髄液に到達し、棘上靱帯、棘間靱帯を貫かないため、これらの靱帯の石灰化がある高齢者では疼痛を軽減

**図1 穿刺点と針の角度**

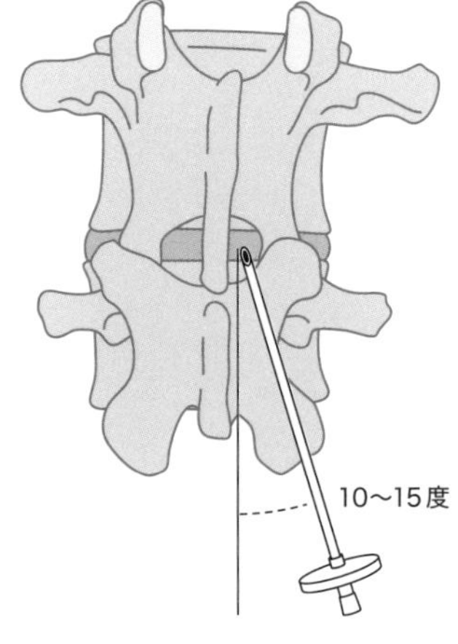


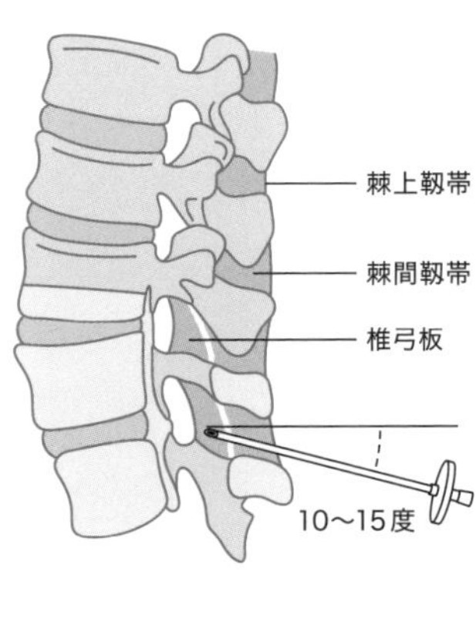

する効果を期待できます[1)]。

高齢者の予定手術の腰椎麻酔で、初回成功率がmedianグループでは4〜6割でしたが、paramedianグループでは8〜9割だったという報告もあります[2)]。また、正中からのアプローチほど背中を丸めることが重要ではないため、病的肥満や妊娠などで背中を丸めることが難しいときに助けになることもあります[1,3)]。

**CASE 2**

**45歳男性。初発の痙攣後に救急搬送された。来院時意識変容を認め、原因精査のため腰椎穿刺を試みたが、体重120kgはありそうな巨漢で、何とか側臥位にはできたものの棘突起を全く触れない……。**

ER Tips 32では、穿刺するまで棘突起、棘突起間を触知しておくのが非常に重要なポイントであることに触れました。しかし、CASE 2のような病的肥満の場合、頑張って背中を丸めても重要なランドマークである棘突起を全く触知できないことがあります。BMI 35を超えると明らかに腰椎穿刺の失敗が増えるといわれています[4,5)]。棘突起を「手」で触知できないなら「目」で見ましょう。そう、エコーです。

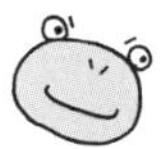

## エコーで棘突起を見てみよう

エコーは棘突起の場所を確認できるだけでなく、触診では分からない棘突起間の広さや靱帯までの深さなども確認することができます。プローブはより広い範囲が見えるようにコンベックス型を使用します[5)]。ランドマークが全く分からないような患者では、まず仙骨から描出し、頭側へプローブをスライドさせるとよいでしょう **図2** **図3**。

5

明日試したいER Tips 〜手技編〜

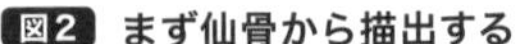

**図2 まず仙骨から描出する**

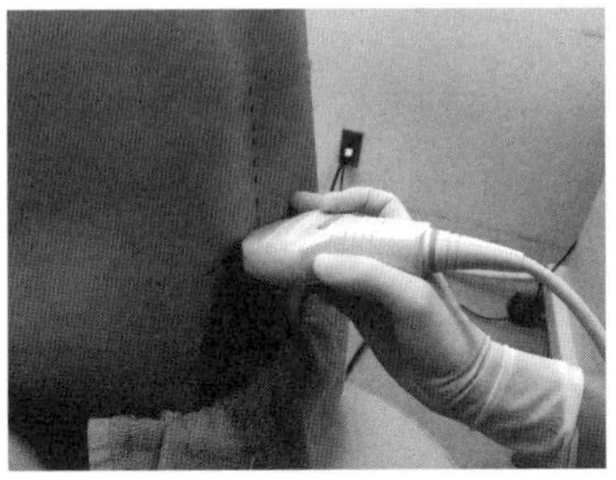

**図3 図2での描出**

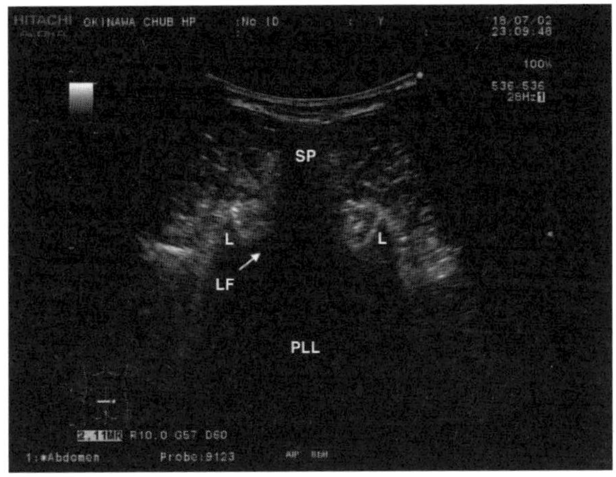


SP：spinous processes（棘突起）、L：lamina（椎弓板）、LF：ligamentum flavum（黄色靱帯）、PLL：posterior longitudinal ligament（後縦靱帯）

棘突起を描出したまま長軸方向にプローブを向けると 図4 、最も広い棘突起間を探すことができます 図5 。

写真は座位で撮っていますが、腰椎穿刺を行う時の姿勢でプローブを当てて確認しましょう。

棘突起と正中にマーキングして正中からアプローチします。正中からのアプローチが難しいケースでは、清潔野を作りエコーガイド下にリアルタイムに針先を見ながら前述のparamedian approach techniqueと組み合わ

図4 長軸方向にプローブを向ける

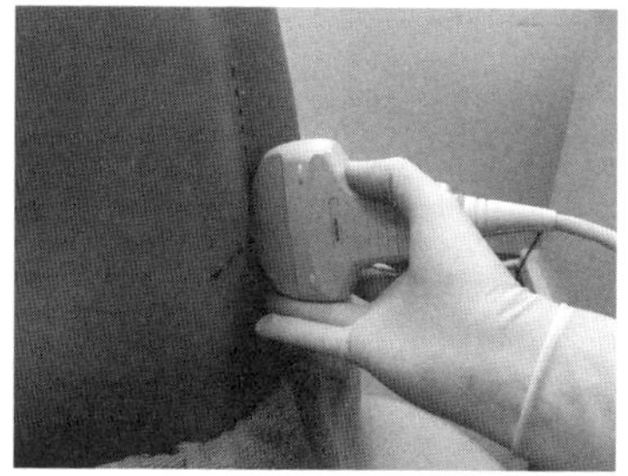

図5 図4での描出

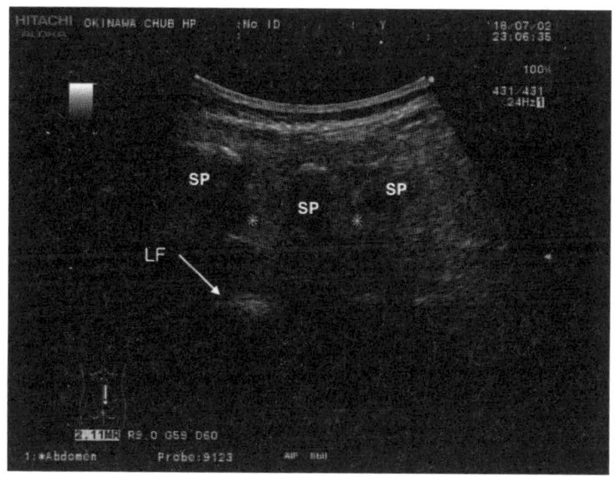


SP:spinous processes(棘突起)、LF:ligamentum flavum(黄色靱帯)

せて穿刺をしてもよいでしょう 図6 。ただ、この場合はより長いスパイナル針が必要になります。病的肥満患者では標準的な救急外来に置いてある針では届かない可能性があるので要確認です。

以上、腰椎穿刺のバックアッププラン2つを紹介いたしました。まずは基本をきちんと押さえ、それでもダメな場合はぜひ、試してみてください。

(中山 由紀子)

**図6 paramedian approach techniqueでの描出**

S:skin（皮膚）、L:lamina（椎弓板）、LF:ligamentum flavum（黄色靭帯）、PLL：posterior longitudinal ligament（後縦靭帯）

**POINT**

- 高度な変形や石灰化があるなど、正中アプローチが難しいときはparamedian approach techniqueを実施する
- 肥満などで患者の棘突起を触知できないときはエコーで確認する

●参考文献


1）Crespo ME, Jones R. Techniques for Performing Paramedian Approach to Lumbar Puncture. ACEPNow. 2017.

2）Rabinowitz A, et al. Anesth Analg. 2007;105:1855-7.

3）Khanduri KC. Med J Armed Forces India. 2002;58:104-6.

4）Edwards C, et al. Neurology. 2015;84:e69-72.

5）Soni NJ, et al. Neurol Clin Pract. 2016;6:358-68.

6）Nagdev A, et al. How to Perform an Ultrasound-Assisted Lumbar Puncture. ACEPNow. 2014.

# 胸腔チューブ挿入のコツ

AIM

● 胸腔チューブ挿入のコツを知る

皆さん、胸腔チューブ挿入は得意ですか。時間がかかってしまったり、患者が痛がったりして、焦ってしまったことはないでしょうか。また、想定以上に鉗子が胸腔へ刺さってしまった、チューブが胸腔以外（皮下や肺実質内や腹腔内など）に迷入してしまったなど、ヒヤッとした場面があったかもしれません。ここでは、胸腔チューブ挿入のコツを紹介します。

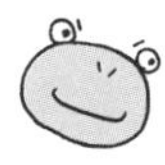

## 患者の背景を考えよう

まずは、患者一人ひとりの背景を考えてみましょう。外傷患者であれば、横隔膜破裂の可能性があるかもしれませんし、肥満があれば、想定よりも横隔膜の位置は高くなっているかもしれません。また、非常に筋肉が厚ければ、胸腔まで到達するのはやや困難であることが予想されます。抗血小板薬や抗凝固薬を飲んでいて出血傾向のある患者、あるいは、慢性閉塞性肺疾患（COPD）や巨大なブラ・癒着など解剖学的異常がある患者にも遭遇するかもしれません。

このように、患者は一人ひとりその背景が異なります。目の前の患者の背景から、起こり得る問題点を考えておくことが重要です。

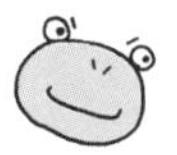

## ポジショニングを考えよう

胸腔チューブ挿入に当たって、外傷性心肺停止などのように時間的に余裕のない場合以外は、しっかりと準備をする時間があります。

上半身は30〜60度起こしましょう。横隔膜を下げ腹腔内臓器損傷のリスクを下げます。また、合併症の出現にいち早く気付き、対処するためにも、酸素投与・モニター・ライン確保を行っておきます。上肢を挙げて固定しておくと、挿入後に上肢を下げた際に皮膚が下がり皮下トンネルができます。

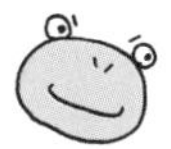

## 麻酔を考えよう

胸腔チューブを挿入するためには、メスで3cm前後の皮切を加え、その幅のtractを皮下・筋肉・壁側胸膜につくります。つまり、その範囲の皮下組織・筋肉・骨膜・肋間筋・壁側胸膜に十分な麻酔が必要となります。この「麻酔」が胸腔チューブ挿入の成功の鍵の1つです。

「1%リドカイン最大5mg/kg」を勧めている教科書が多いですが、術者が初心者の場合や、胸郭の筋肉が多い患者の場合では（ER Tips 13で紹介したLAST予防の観点からも）、倍量使用できる0.5%リドカインを使うとよいでしょう。また、エピネフリン入りのものを使用すると、手技による出血が少なく麻酔薬が局所にとどまりやすいのでおすすめです。

皮膚と皮下組織に局所麻酔をした後は、針を肋骨に当たるまで進め、少し引いて筋肉に麻酔をします。次に骨膜に麻酔をし、そのまま肋骨上縁に沿って針を進めて肋間筋にも麻酔をしましょう。針を進めている間は、必ず陰圧をかけながら進めてください。胸腔に入れば（疾患によりますが）空気や胸水・血液が引けます。空気（または胸水・血液）が引けたら、ほんの少し針を抜いて壁側胸膜にも十分麻酔をしましょう **図1** [1)]。骨膜・胸膜は痛みを強く感じるため、しっかり麻酔することが大切です。

十分な麻酔ができたらほぼ成功したようなものです。

図1 局所麻酔の範囲

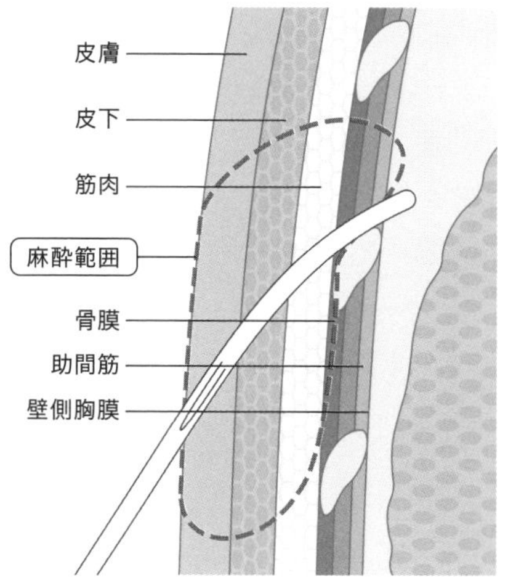




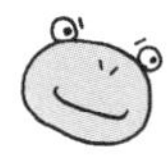

## 切開・鈍的剝離を考えよう（tract形成）

メスで皮膚と皮下組織を3cm前後切開します。筋肉が厚い場合は、メスの刃が肋骨に当たるまで、一緒に筋肉も切ってしまうことも考慮します。

次に切開部から曲がり鉗子（曲がりペアン）を挿入し、筋肉・肋骨上縁を通り、肋間筋→壁側胸膜→胸腔へとtractをつくります。曲がり鉗子を閉じたまま刺して、広げたまま抜いてくるのを繰り返すことによりtractが形成されます。特に筋肉はしっかり力を入れて曲がり鉗子を刺さないとなかなか進みませんが、力を入れすぎると勢い余って曲がり鉗子が刺さりすぎるため注意が必要です。

したがって、左手（曲がり鉗子を持つ反対の手）が重要となります。曲がり鉗子を持つ右手には体重をかけて、左手は刺さりすぎないように手背を胸壁に当てて曲がり鉗子をつかんでストッパー＆コントローラーとして使います 図2 。

ストッパーとしての左手に意識を集中して、右手には体重をかけるだけ、

**図2 左手の使い方**

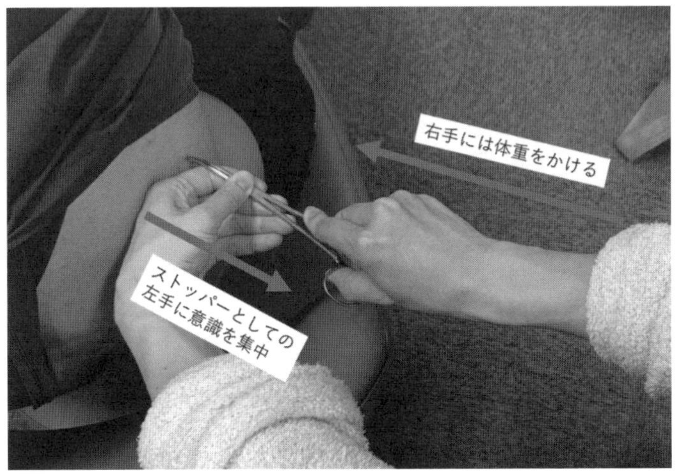


曲がり鉗子の進め方は左手でコントロールするというイメージです。

以上、胸腔チューブ挿入のコツでした。 （中山 由紀子）

**POINT**

- 麻酔は十分な範囲にしっかり行う。エピネフリン入りで濃度の薄いリドカインがおすすめ
- 曲がり鉗子の進め具合はストッパーである左手でコントロールする

●参考文献

1）北原浩, 太田凡「救急・ERエッセンシャル手技」（メディカル・サイエンス・インターナショナル、2008）

2）Roberts JR「Roberts and Hedges' Clinical Procedures in Emergency Medicine, 6e」（Elsevier、2013）

3）真弓俊彦「ビジュアル基本手技シリーズ コツを覚えて必ずできる！体腔穿刺」（羊土社、2008）

# 第6章

# 明日試したいER Tips
## ～小技編～

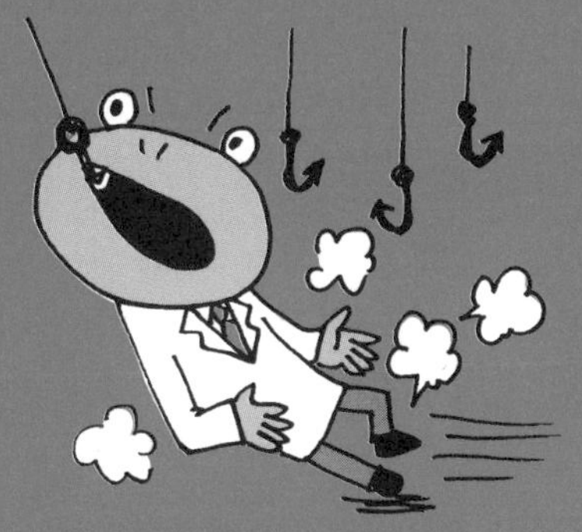

# 釣り針が刺さったら糸1本でポーンと抜こう

## AIM

- 返しの付いた釣り針の抜き方を知る
- string-yank techniqueを身に付ける

## CASE

18歳男性。早朝に海で釣りをしていた。勢いよく竿を引き上げたところ、ルアーが顔面に向かってきて顎に刺さった。自力では抜くに抜けず、針が刺さったまま独歩で救急外来を受診した。

針を刺してしまったという人は救急外来では珍しくありません。ミシン針や縫い針を指に突き刺したという人がよく来院するのですが、大抵の場合、刺さりっぱなしということはありません。抜けているか自力で抜いていることが多いです。また、針が刺さったままだとしても、そういう針は簡単に抜けますから、あまり労力はかからないものです。

しかし、釣り針に限っては「抜けません」と言って、刺さったまま救急外来を受診する人が少なくありません。釣り針には図1のように返しが付いているので、刺さるとなかなか簡単には抜けないのです。

**図1** 釣り針の返し

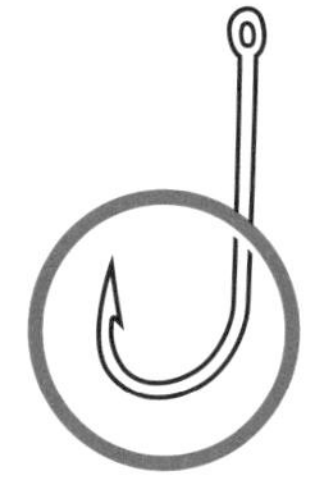

赤丸部分が皮膚に引っかかる。

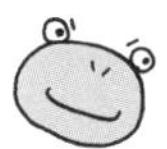

## 釣り針の返しをどうしよう

日本の救急外来では返しの部分を切ってしまえばただの針金になるということで、返しを切る努力がなされてきました。ホームセンターで売っているようなニッパーさえあれば簡単に切れます。

ただし、返しの部分が皮膚の中に埋もれている場合には切ることができません。局所麻酔して、いったん押し出して返しを切って引き抜くという方法もありますが、せっかく病院に来ていただいたのに、傷をつくってお帰しするのは少しためらわれます。

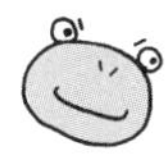

## 糸1本で引き抜こう

ここで裏技ですが、実は糸1本で簡単に抜く方法があります。string-yank techniqueという方法で[1)]、これは釣り針に糸を引っかけて引っ張るだけという方法です **図2** 。新進気鋭の若手医師が執筆し、手技の動画も付いているという面白い文献も日本から発信されているので、ぜひ参考にしてください[2)]。

実は筆者もこの方法を知るまでは針を切って抜いていました。そして本

**図2** string-yank technique

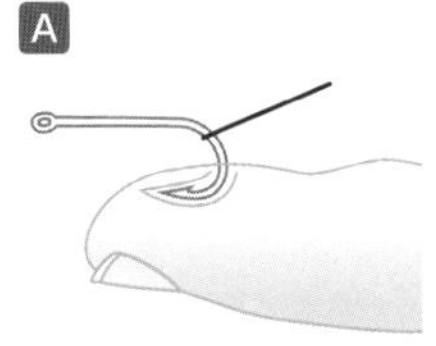


釣り針の湾曲部の中点付近に糸を巻きつける

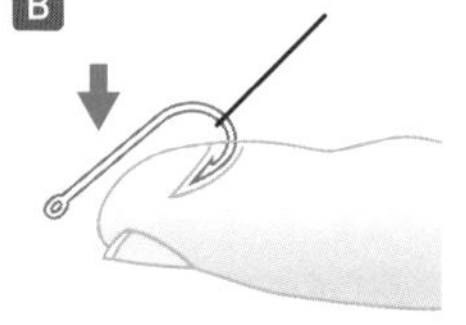


釣り針の直線部分を皮膚に押しつける

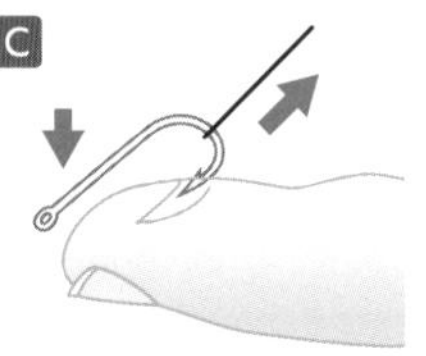


直線部分に圧力を加え続けながら、糸を素早く引く

当に糸1本で簡単に抜去できるものかと半信半疑でした。いきなり患者に試すのはためらわれますし、もちろん自分に釣り針を刺す勇気もありません。そこで、人でやる前に豚肉に釣り針を引っかけて試してみたのですが、面白いくらい簡単に針が抜けました。その後、釣り針が刺さった人に対しては第一選択でこのstring-yank techniqueを用いており、今のところ失敗はありません。

実践する際は、針による二次被害を防ぐため、引っ張る方向に人がいないように、そして自分の方向に引っ張らないように注意しましょう。

今回のCASEは、ルアーに付いている三つ又の針のうち2つを同時に刺したというかわいそうな状況でしたが **図3**、1つずつ糸をかけて引っ張ったら無事に抜けました。

あとは傷口を流水で洗浄して、止血できたら絆創膏やガーゼで保護して終了です。よほど釣り針や創部が汚いようであれば、抗菌薬や破傷風予防も検討してください。

なお、この手技は眼瞼や耳介など、固定されずに動いてしまう部分には有効でないので、その時には別な方法を考える必要があります。参考文献1) に種々の抜去法がまとまっているので、ぜひ参考にしてください。

（薬師寺 泰匡）

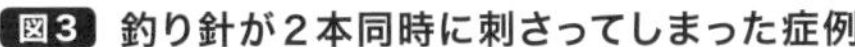

図3 釣り針が２本同時に刺さってしまった症例

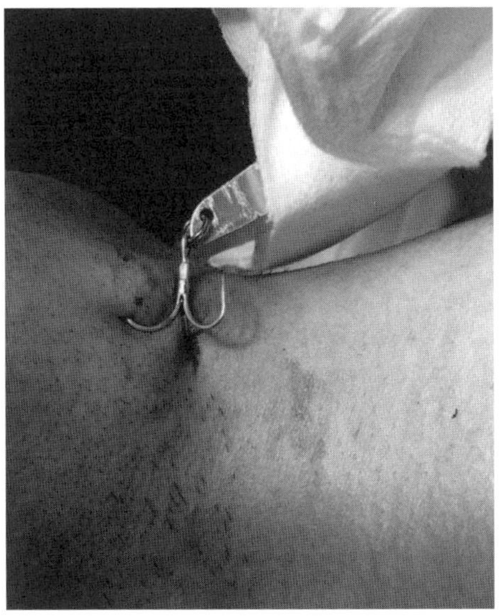



POINT

● 返しの付いた釣り針はstring-yank techniqueで抜く

●参考文献

1）Gammons MG, Jackson E. Am Fam Physician. 2001;63:2231-6.

2）Watari T, et al. BMJ Case Rep. 2017. doi:10.1136/bcr-2017-222987.

# 指輪が抜けない！
# 壊さないで外す3つの方法

AIM

- 指輪を外す方法が複数あることを知る
- どうしても指輪が外れないときの対応を知る

CASE

36歳女性。就寝前に自宅のドアで左手をぶつけ、放っておいたら徐々に手指が腫れてきた。結婚指輪が食い込んで外れなくなり、疼痛が出てきたため救急外来を受診。「結婚指輪はどうしても切らないでほしい」と求めている。

「指輪をはめてほしい」は世間一般の願いかもしれませんが、医療従事者は往々にして「指輪を外したい」というシチュエーションに遭遇します。緊急手術のとき、上肢に外傷があるとき、指のX線を撮影するときのほか、大量輸液をするときも、浮腫が予測されますから事前に外しておきたいです。

今回のCASEのように、「指輪が外れなくなった」と救急外来を訪れる人は少なくありません。指輪くらい引っ張って外せばいいじゃないかと思われるかもしれませんが、指輪より遠位部がうっ血してくると指輪は当然外れにくくなります。そして、指の腫脹により指輪が食い込むことで、さらにうっ血して余計に指輪が外れない状態になります。ここでは、このような場合の指輪の外し方を紹介します。

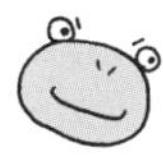

## 指輪を外すプロフェッショナル

さて、医療従事者の中で指輪外しに一番精通しているのは誰でしょうか。これは、手術前に指輪を取るオペ室スタッフだと思います。指輪を外す頻度が高ければ、当然外れにくい人に遭遇する頻度も高まります。指輪の外し方の文献を検索すると、オペ室からの情報発信が散見されます。おそらく、国内でもそうしたニーズが高いのは看護師さんだと思うので、どうやって指輪を取るかという議論は看護師さんを中心に行われているのではないでしょうか。救急外来でも、抜けない指輪に闘志を燃やし、絶対に抜去すべく尽力してくれるのは看護師さんだったりします。そんな看護師さんたちに負けないように、様々な方法を知っていただければと思います。

キシロカイン®ゼリーを塗ってみたり、オリーブオイルをたらしてみたり、石けんをつけてみたりと、潤滑剤のようなものを用いるのが一般的です。それでもダメな時は、以下の3つの方法を試してみてください。

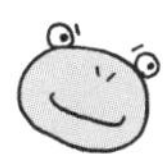

その1

### ゴム手袋ひっくり返し法[1)]

① ゴム手袋の指の部分だけを切り落とす
② 指輪をはめている指にかぶせる（先端も切って円筒形にするとよりかぶせやすい）
③ 指輪の下へ手袋を通す（指輪を指の根元に移動させると隙間ができて通しやすい）図1
④ 指輪の下を通している手袋をめくり返し、じわじわ指輪を動かす 図1

そんなに簡単にいくのだろうかとお思いの皆さん。そんなに簡単にいくかぜひお試しください（写真は筆者の指と筆者の指輪です）。この方法だと、最悪指輪が外れなくても、ゴム手袋をかましておくことで電気メスによるや

**図1** ゴム手袋ひっくり返し法の様子

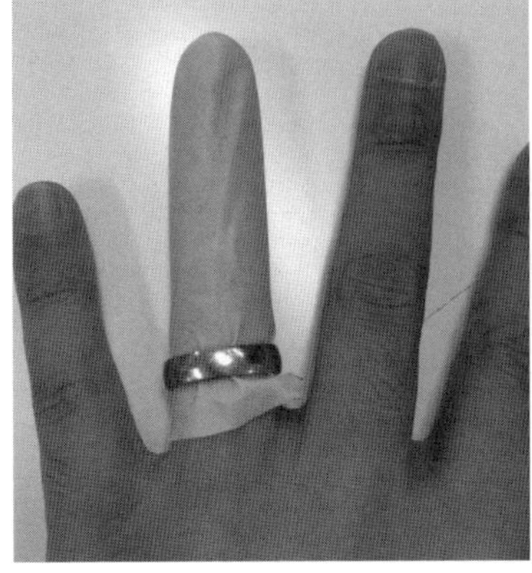

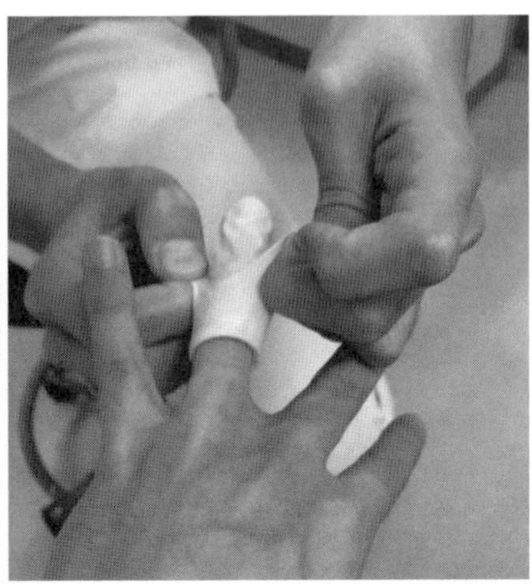

けどは避けられそうですので、手術前にもメリットがあります。

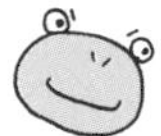

その2

## 凧糸ぐるぐる法[2)]

① 指先から細い糸をキツく巻いていき、指輪まで到達したら指輪の下に糸を通す **図2**

② 指輪の下に通した糸を指の先端に向けて引っ張ると、巻いた糸の上を指輪が滑って指輪が外れる

この方法は医療従事者以外にも広まっているようで、YouTubeでも糸を巻いて指輪を取る動画がいくつか公開されています。実際やっていただけると分かると思うのですが、徐々に指輪が遠位に向かっていくのは気持ちがよいです。ただし、指に傷があるときにはやりづらいでしょうね。

**図2** 凧糸ぐるぐる法の様子

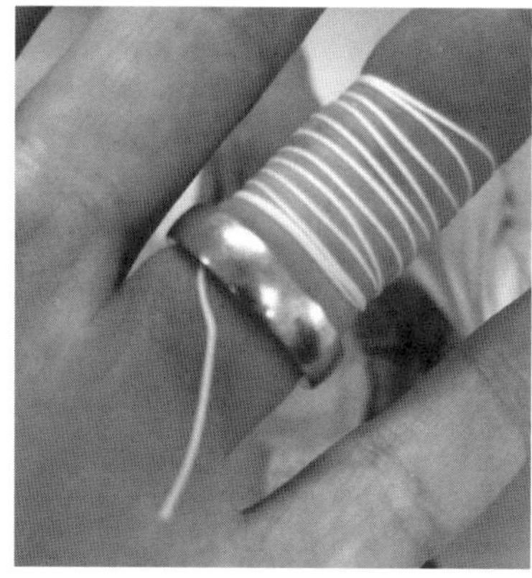

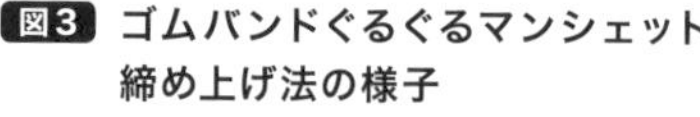

**図3** ゴムバンドぐるぐるマンシェット締め上げ法の様子

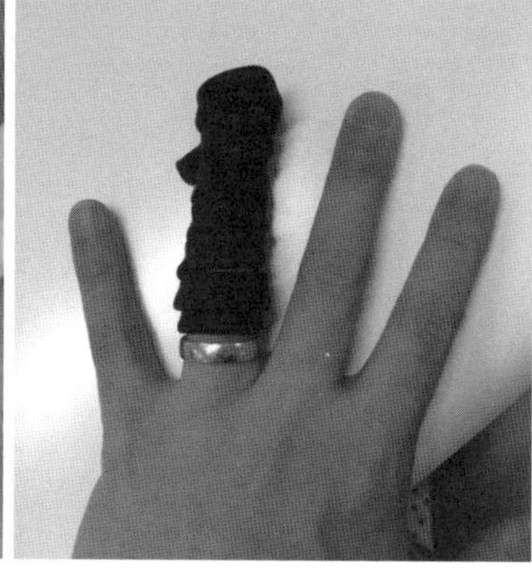

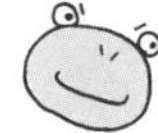

その3

## ゴムバンドぐるぐるマンシェット締め上げ法[3)]

① ゴムバンドを指先から指輪までグルグル巻いてコッヘルなどで留めておく（採血に使う駆血帯がおすすめ）**図3**
② 肩より上に指を上げておく（アイスパックで指を冷やすとなお効果的）
③ 15分後、血圧計のマンシェットを患肢上腕に巻いて250mmHg程度に膨らませて手を下ろす
④ ゴムバンドを外すと、浮腫が取れて指が細くなっているので指輪が外れる
⑤ 外れなければ何回か繰り返してみる

この方法は感動的に指が細くなるので、筆者も多用しています。

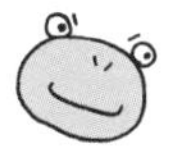

## それでもどうしても取れない時の裏Tips

指輪を取る過程は、うっ血を取り除く過程と指輪を外す過程の2つを考えるとよいのですが、紹介した3つの方法のうち、ゴム手袋ひっくり返し法はうっ血のことを考えていません。凧糸ぐるぐる法は、うっ血を取りつつ指輪を外せますが、うっ血を取り除く能力が弱いです。ゴムバンドぐるぐるマンシェット締め上げ法はうっ血を取り除くのみです。そのため、後の2つのプロセスをまとめた「ゴムバンドぐるぐるマンシェット締め上げ凧糸ぐるぐる法」が最良の一手ではないかと思います。

それでも取れない時にはやはり切るしかありません。切るのは指輪です。指を切ってはダメです。どうしても指輪が外れなくて、うっ血した指に針を刺して血を抜こうとする人や、指を切ってみる人など、自分を傷つける人もいるようですが、やめるようにアドバイスしてあげてください。

指輪の切断には、道具が必要になります。とはいえ、指輪切断の道具を置いてある病院は珍しいのではないでしょうか。消防署にリングカッターを置いてあることがあるようですから、そちらを頼るのも手かもしれません。

エビデンスとして確立されたものではないかもしれませんが、ワイヤーカッターやニッパーなどの普通の工具で簡単に切断できるという話もありますので、リングカッターにこだわりすぎる必要はないと思います[4)]。

なお、エビデンスレベルはさらに低くなってしまいますが、カッターやニッパーを差し込む隙間もないくらいに埋没してしまった指輪に対して、口腔外科領域で使うダイヤモンド製のカッターを使用した例がEM Allianceのメンバーから報告されています。口腔外科にアクセス可能なら相談してみるのも1つです。ここまできたら最終奥義的な感じがしますね。

（薬師寺 泰匡）

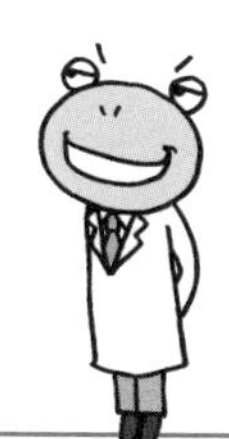

**POINT**

- 指輪はまず潤滑剤をつけて外してみる
- うっ血を取り除く過程が大事
- それでも指輪が外れなければ道具で切断も検討する

●参考文献

1）Inoue S, et al. Anesthesiology. 1995;83:1133-4.
2）Mizrahi S, et al. Am J Surg. 1986;151:412-3.
3）Cresap CR. Am J Emerg Med. 1995;13:318-20.
4）千代孝夫「この一冊で全身攻略！救急での異物除去」（羊土社、2016）

# 子どもは鼻にモノを入れたがる 鼻腔異物の対応

AIM

- 鼻腔異物救急を知る
- マジックキスのやり方と限界を知る
- 鼻腔異物除去の適切なアプローチを知る

穴があったら入れたくなり、その結果、穴があったら入りたい気持ちになるのが人の性。成人ではお尻にモノを入れたがる人もいますが（成人男性に多いとされる直腸異物）、小児は鼻にモノを入れたがります。そして取れなくなって夜間救急へ。というわけで、ここでは鼻腔異物について紹介します。「そんなに緊急でもないから翌日耳鼻科を受診してください」とするのも1つです。しかし、翌日まで放っておいてはならない異物もあるので、まずはそれらを押さえておきましょう。

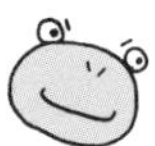

すぐに取り除きたい異物　その1

## ボタン型電池

誤飲でも問題になるボタン型電池は、リチウム電池だけではなくアルカリ電池でも腐食壊死を起こした報告があり[1]、早急に摘出する必要がある異物です。数時間で粘膜病変を形成しますので、摘出後も粘膜病変への対応が必要です。耳鼻科へのコンサルトを忘れずにしましょう。

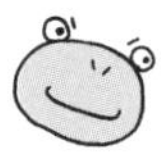

すぐに取り削除きたい異物 その2

## 磁石



近年、磁力の強いネオジム磁石（ネオジム、鉄、ホウ素を主成分とする希土類磁石で、永久磁石の中では最も強力なものとされる）が簡単に手に入るようになりました。これはやはり誤飲でも問題になり、複数個誤飲して、腸管粘膜を挟んで腸管穿孔を起こすことがあるので注意が必要です。そして鼻腔に入れた場合、特に両側に入れた場合に、鼻中隔が穿孔したという報告がありますので[2)]、磁石も要注意な異物です。片方だけなら大丈夫かもしれませんが、鼻甲介ないしは粘膜を挟むと壊死に陥る可能性が考えられます。両側の時はもちろんですが、片側に複数個入れられている場合には耳鼻科へのコンサルトも検討しましょう。

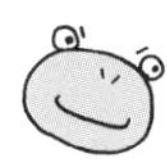

## 翌日でもよいけど取ってあげたい

さて、これらのすぐに取り除きたい異物ではなかったとしても、せっかく目の前に来て相談してくれているので、取ってあげたいと思うのが人情です。鼻にあれこれ突っ込んで取るのも1つですが、まずは侵襲の少ない方法として、「マジックキス」を紹介しておきます。この方法は、福井大学の林寛之先生がそのように呼んで広めていらっしゃいますが、「Mother's Kiss」とも呼ばれているようです[3)]。筆者が救急で夜勤中、我が子がとうもろこしを鼻に詰めたと妻から相談があり、この方法を試してもらったところ無事に除去することができたという経験があります。

マジックキスは子どもの健側の鼻腔を閉じさせ、口から保護者が呼気を吹き込むと、その圧力で鼻腔異物が出てくるというものです（YouTubeで「Mother's Kiss foreign body」などと検索すると、実行している動画がいくつか得られます）。成功率は6割、特に害もないということで、やってみる価値はあります。知らない人にやられたらトラウマものですから、必ず患児を連れてきた保護者にやってもらってください。ジュエリービーズのように、穴の開いたものだと効果が乏しいものと考えられます。

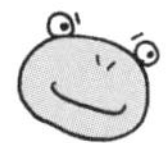

## 道具で除去

さて、マジックキスで除去できればよいのですが、除去できない4割のことを考えてみましょう。一般的には、除去ツールとして耳用の細いピンセット（ルーツェ鑷子）を使用して異物を取り除くことが多いかもしれません。しかし、特に小児が相手だと、いきなり除去を試みてもうまくいきません。準備が必要です。小児の鼻腔異物除去では、除去ツールの他にヘッドライトと鼻鏡を準備します。これらを用いた除去のための4段階アプローチがあるので紹介します[4)]。

① ヘッドライトを用いて、両手をフリーな状態にする。片手に鼻鏡を持ち、もう片方の手に、鑷子などの除去ツールを持つ
② 鼻鏡を挿入して異物を探す。鼻閉があると異物を見逃すため、鏡検する
③ 鼻腔に充血除去剤をスプレー

海外では、局所麻酔薬と血管収縮薬が入った薬剤をスプレーできる商品が販売されていますが、残念ながら日本にはありません。その代用として、エピネフリン入りキシロカインを鼻腔噴霧器（ファインアトマイザー ネイザルなど）を用いて噴霧することも可能です。

④ 保護者に患児をしっかりとホールドしてもらう。動くと鼻出血のリスクがあるので、静かに保持された患児のみ異物除去を行う

すぐに取らないの？ と思われるかもしれませんが、そこまで急ぐ必要もありませんし、何より安全第一です。準備が8割なのです。

実際に何を用いて取るかということですが、この4段階アプローチを紹介している文献の著者は、金属製のリングキュレットが成功しやすいと述べています。プラスチック製のものは柔らかくて分厚いため、使いにくいというこ

とです。筆者の実体験ですが、ルーツェ鑷子では丸みを帯びた物などは上手につまめず、何度も鼻腔に入れているうちに、患児が暴れたり、鼻出血を来したり、良い思い出がありません。細いリングキュレットが院内にあれば使ってみましょう。なければルーツェ鑷子を用いるか、それもなければ異物鑷子などを使用することになるのかもしれません。一方で、鼻出血を起こしたり、痛みを与えたりすると精神的なトラウマを与えることにもなりかねないので、無理しすぎないという態度も大切です。（薬師寺 泰匡）



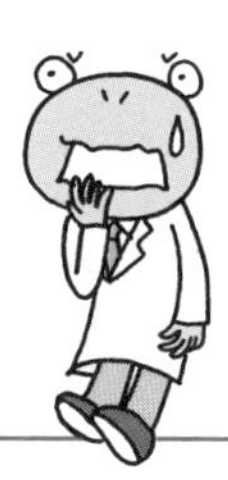

**POINT**

- 鼻腔異物、電池と磁石はすぐに取る
- マジックキスを試してみる
- 準備が8割、道具選びも重要

●参考文献

1）谷口紀子, 他. 耳鼻咽喉科臨床. 2015;108:121-5.
2）上出洋介. 耳鼻咽喉科展望. 2016;59:168-9.
3）Cook S, et al. CMAJ. 2012;184:E904-12.
4）Ng TT, Nasserallah M. Open Access Emerg Med. 2017;9:107-12.

# 指尖部損傷の なんちゃってターニケット

**AIM**

- 指尖部損傷の止血方法を理解する
- ゴム手袋を用いて簡易ターニケットを作る方法を知る

新しいスライサーの切れ味がよすぎて指先もスライスしてしまった、段ボール箱の解体中にカッターナイフでザクッと切ってしまった、車のドアで勢いよく爪を挟んでしまった——など。救急外来では手指外傷に出合うことが多いです。

手指外傷に対して素早く適切な創傷処理を行うことは、指を機能的にも美容的にも救う上で重要です。しかし、出血が持続している状況では、縫合はおろか、創の評価すら難しくなることがあります。

解剖の復習ですが、指は指動脈の橈骨枝と尺骨枝から血流を受けています 図1 。縫合などを行う際には、出血部の直接圧迫ができないため、この指動脈を意識して患指に介助者の指を巻きつけるようにすると、創部を無血野とすることができます 図2 。

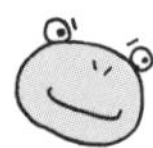

## ゴム手袋で“なんちゃってターニケット”

介助者がおらず、1人で創部処理を行う場合や、介助者の指が邪魔になってしまう場合に有用な止血方法を紹介します。“なんちゃってターニケット”です。なんと、どこの救急外来にもあるゴム手袋を使用します[1)]。

**図1** 指動脈の走行（鏡の前で撮影）

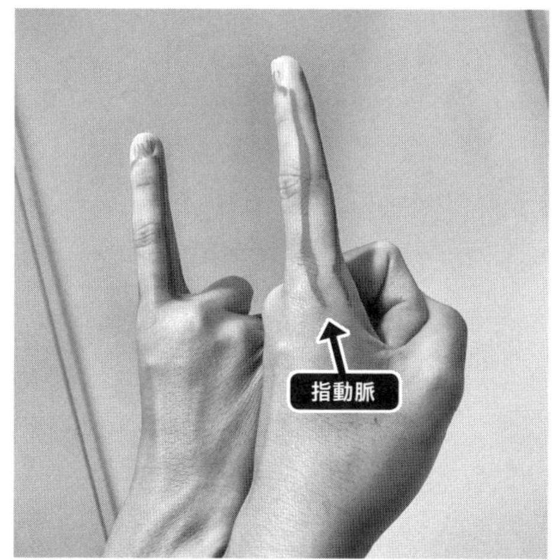


**図2** 患指に介助者の指を巻きつけ、創部を無血野とする

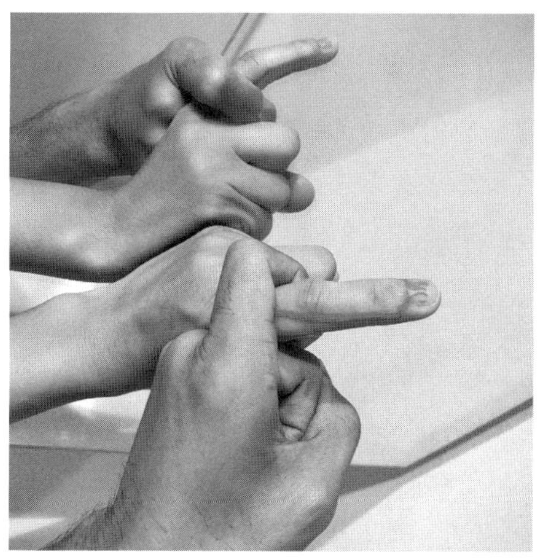

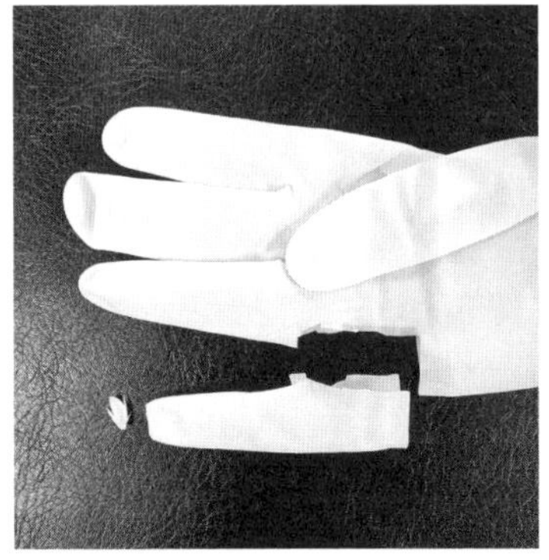

① 手袋の指部分を切り取り、指部分の先端に小さな穴を開ける

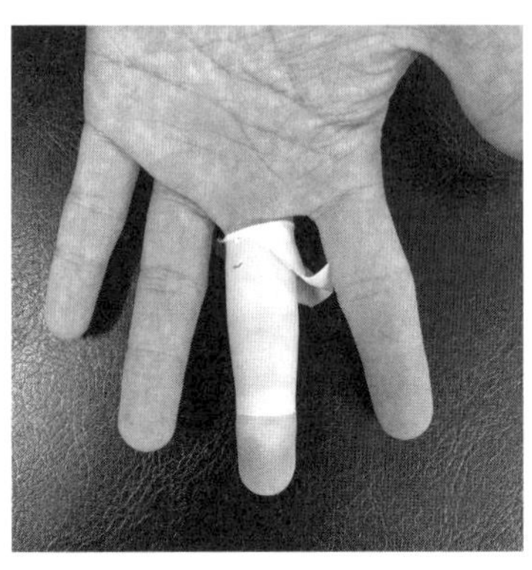

② 指にかぶせる

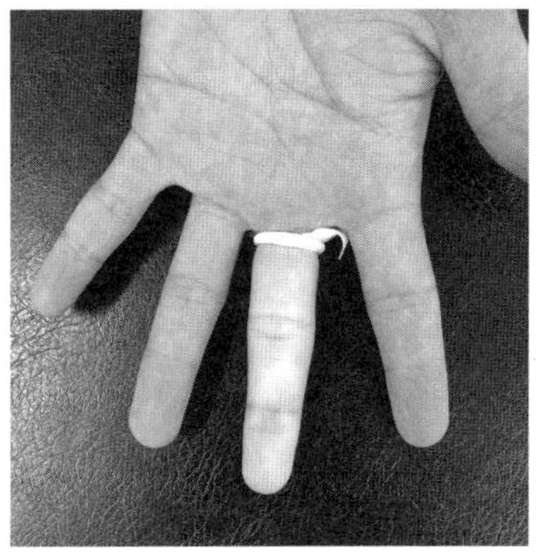

③ 指の根元に向けてロールアップする

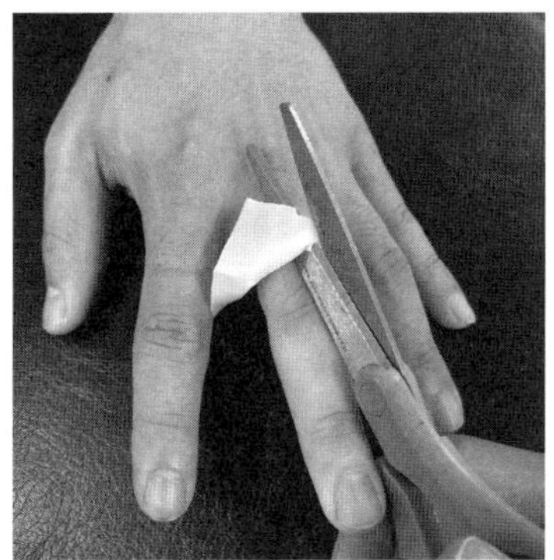

④ 創傷処理が終わったら丸まったリングを取り外すことを忘れない

なんちゃってターニケットの作り方は上の通りです。コツは、先端に開ける穴を小さくすること、小さなサイズの手袋や小指部分を用いることです。創傷処理が終わったら取り外すことを忘れないようにしましょう。海外では指用のターニケットデバイスが流通していますが、外し忘れで阻血に至ることがあるようです。

そこで、外し忘れを起こさない方法もお伝えします。ゴム手袋の指部分を切り取らず、手袋をまるごと使う方法です **図3** [2)]。これなら取り外し忘れようがないですね。（関根 一朗）

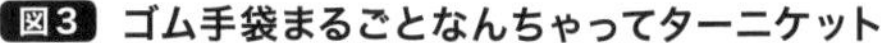

**図3** ゴム手袋まるごとなんちゃってターニケット

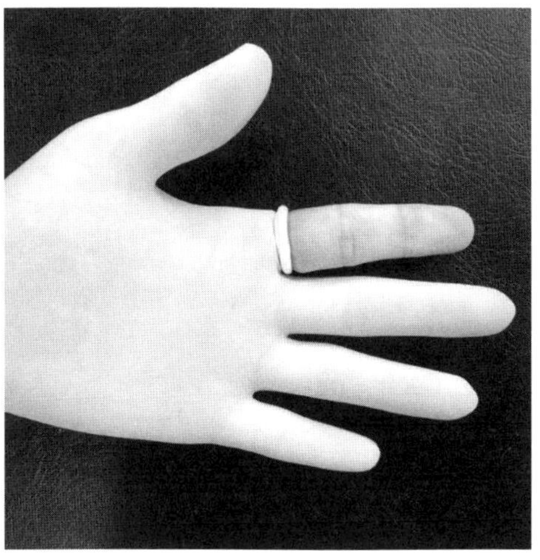

**POINT**

- 指尖部損傷の止血は指を巻きつけるようにして指動脈を圧迫する
- ゴム手袋を用いて簡易ターニケットを作ることで無血野にする


●参考文献

1）Smith IM, et al. J Hand Surg Br. 2002;27:363-4.

2）Wei LG, et al. Ann Plast Surg. 2016;76:S130-2.

# “舌圧子使い”になろう！

**AIM**

- 舌圧子のTipsを知り、身体診察の楽しさを再確認する

卒後何年目であろうと、専門とする領域が何であろうと、舌圧子を見たことも、触れたこともないという医師はそうそういないでしょう。ここでは、舌圧子の使い方について、明日役に立つかもしれないTipsを紹介します。

ちなみに、皆さんは、よく見かけるディスポーザブルな木製舌圧子にも添付文書があるのを知っていますか。実は、添付文書の冒頭には禁忌が記載されています。「舌圧子の禁忌って何だ！？」と思いますよね。「口腔、咽頭の検診以外の使用禁止」ならびに「再使用禁止」です。救急外来で創傷に軟膏を塗る際に舌圧子をヘラ代わりに用いるのは禁忌ということでしょうか……。

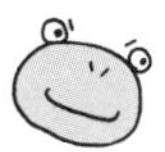

## 舌圧子を水でぬらすと

発熱を主訴に救急外来を訪れた子どもを前に、口腔・咽頭の診察を行おうと意気込んで舌圧子を口の中に突っ込めば、その瞬間に大啼泣が始まるでしょう。一生懸命に築き上げた信頼関係は崩れ去り、目の前の子どもは口腔診察を断固拒否——。こんな経験はありませんか。実は、その子どもは舌圧子の味を嫌っているのかもしれません。木製の舌圧子は、ほんのり苦くてマズいのです。この苦みを和らげる方法として、「舌圧子をぬらす」ことをおすすめします。診察室の水道水でよいです。舌圧子に水をかけてみる

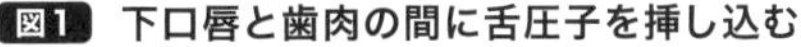
図1 下口唇と歯肉の間に舌圧子を挿し込む

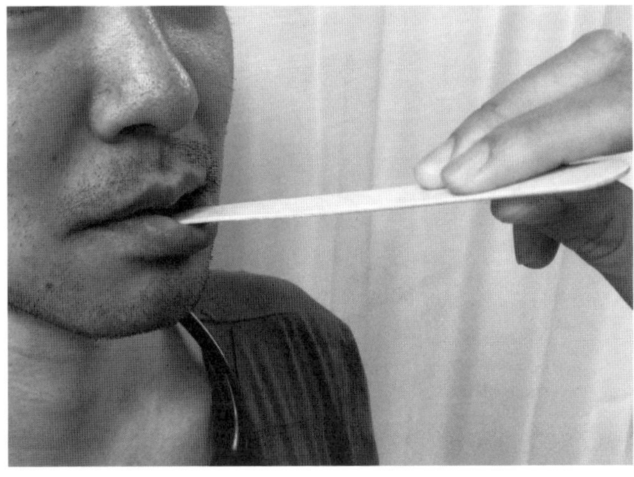

と、うまくなるとはいわないまでも、独特の苦みがマイルドに変化します。

さて、ぬらした舌圧子を手に持ち、再度子どもと向き合ってみます。今度はどうしたことだろう、子どもは歯を食いしばっているではありませんか。「ほら、あーんしてごらん」と言っても、子どもの歯列はガッチリと閉ざされています。そのようなときは、下口唇と歯肉の間にそっと舌圧子を挿し込んでみましょう。食いしばっていた歯列に隙間が生まれ、口腔内に舌圧子を挿入できるようになります 図1 。

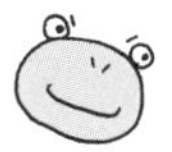

## 舌圧子を挿入できないときは

患者の口を開く方法には、ほかに「K-point刺激法」があります 図2 。もともとは言語聴覚士や看護師が患者の口腔ケアを行う際に、開口させる方法として紹介されたものです[1)]。臼後三角後縁のやや後方の内側がK-pointと呼ばれます。このK-pointに軽く触圧刺激を与えて開口を促す方法が、K-point刺激法です。指で刺激しようとすると指をかまれてしまう

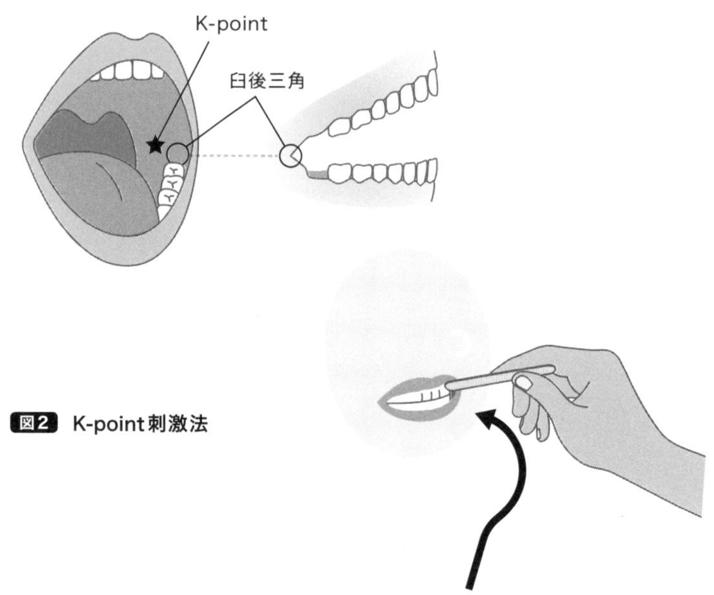


**図2** K-point刺激法

可能性があるが、頬粘膜の内側に沿わせて舌圧子をそっと挿入し、一番奥の歯（大臼歯）の、さらに後ろ（臼後）の「歯のない部分」から、軟骨に沿って隆起部を下りたところにあるK-pointを優しく刺激すると、開口できるかもしれません。

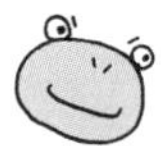

## 舌圧子をしっかりかめたら

さて、もう1つのTipsは、舌圧子が外傷の診察にも有用であるということです。転んだり、殴られたり、様々な外傷でヒトは下顎部痛を訴えます。当然、受傷機転や身体診察から下顎骨骨折を疑えば、単純レントゲン（パノラマ撮影）や顔面骨CTで骨折の評価を行うことでしょう。ただし、受傷機転や身体診察で積極的には下顎骨骨折を疑わないが、骨折が心配なときはどうしますか。そんなときは舌圧子を用いて「tongue blade bite test」を行ってみましょう。患者に両側の大臼歯で舌圧子をしっかりかんでもらい、舌圧子を放さないように指示します。そして、患者がかんでいる舌圧子をひねります。両側共に患者が痛みに耐えられ、ひねった舌圧子がバキッと折れたなら、下顎骨骨折は否定できます。逆に、痛みに耐えられず、舌圧子が折れる前に放してしまう場合は、下顎骨骨折の可能性が残るため、慎重な方針決定を要します[2、3]。

舌圧子のTips、いかがだったでしょうか。今まで以上に愛着を持って、舌圧子を診察に用いることになるはずです。新しい検査が日進月歩で生まれてきますが、ベーシックな身体診察が無意味となることも、長い歴史を持つ舌圧子が消滅することもないでしょう。　　　　　　　（関根 一朗）



**POINT**

- **舌圧子は水でぬらすと苦みが緩和される**
- **口を開けてくれないときは、下口唇と歯肉の間に舌圧子を挿し込む**
- **舌圧子でK-pointを刺激することで開口を促せる**

●参考文献

1）Kojima C, et al. Dysphagia. 2002;17:273-7.
2）Alonso LL, Purcell TB. J Emerg Med. 1995;13:297-304.
3）Schwab RA, et al. Am J Emerg Med. 1998;16:304-5.

Column

# 私のCOVID-19対策

**薬師寺 泰匡**（薬師寺慈恵病院）

ER診療の難しいところは、COVID-19と他の疾患との鑑別をし続けなくてはならないところです。濃厚にCOVID-19が疑われる患者さんをトリアージしたり、院内の動線を分ける意味で、発熱患者さんだけを診療する外来を分けたりしている医療機関は多いと思います。

発熱してCOVID-19を心配してやって来る人の中には、発疹が出ていたり、扁桃がパンパンに腫れ上がっていたりと、コロナらしからぬ人も大勢いらっしゃいます。発疹が麻疹や水痘であれば、空気感染で広がってしまいますから、ある意味COVID-19よりも恐ろしいのです。細菌性咽頭炎であれば抗菌薬投与が必要ですし、扁桃膿瘍で切開が必要になることもあります。確固たる治療法が存在する疾患や、伝染性の強い疾患を見逃すわけにはいきません。そんなコロナ感染を心配する患者さんの中に、「1カ月前から熱が上がったり下がったりしている……。咳も続いている」という事で、病歴からしてCOVID-19らしからぬ人もいらっしゃいました。悪性腫瘍もあり得るなと思いながら精査を進めると、結核でした。空気感染する疾患の代表格です。

COVID-19には皆さんとても敏感になっていますが、我々は常にその他の感染症にもさらされています。これは同時に受診する他の患者さんも危険にさらしていることを意味します。もちろん、空気感染や飛沫感染する伝染力の強い疾患の疑いが強ければ個室管理とします。しかし、そう判断をされるまでの間は隔離されることなく過ごすことになります。

COVID-19の流行以降、病院内に入る人にはマスクを着用してもらっています。それに加えて、お互いの安全確保のためには、広い診察スペースや個室の確保など、病院の環境を変えていかねばなりません。救急初療室も、米国ERのように全個室とか半個室にしていく必要もあるでしょう。COVID-19への対策は、そのまま今後の感染対策につながるはずです。

# 第7章

# マネジメントに役立つ ER Tips

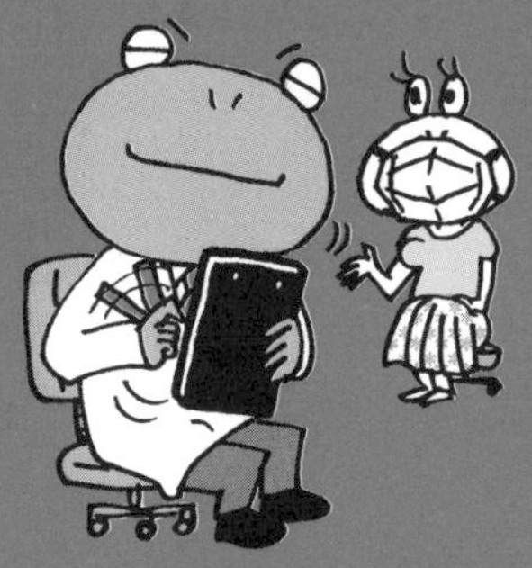

# 救急外来でのクレーム どう対応する?

AIM

- クレーム対応の基本原則を学ぶ
- クレームを受けない工夫を知る

「クレーマー」に出会ったことはありますか。これまで出会ったことがない人も、いつか出会ってしまうのが救急外来という場だと思います。

クレームは、フランス語と英語では大きく意味が異なります。フランス語ではクリームやリキュールを指す甘い言葉ですが、英語では苦情などの申し入れを指します。クレーマーとは、苦情を申し出る人ということになります。救急外来の最前線で働くと、そんな苦情の矢面に立たされることも少なくはありません。言いたいことも言えないこんな世の中で、割とはっきりとものを伝えていただける大阪での勤務経験を生かし、クレーム対応について紹介したいと思います。様々なタイミングでクレームを受けると思うのですが、よくあるシチュエーションは診察中です。それでは、診察中のクレームにどのように対応するかを考えていきましょう。

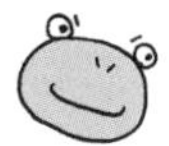

## クレーム対応の基本原則

処置や手技と同じく、クレーム対応も場数を踏むことはある程度重要ですが、まずは基本原則を知っておきましょう。私が考えるクレーム対応の基本原則は次の4つです。

### ① クレームを大事にする

クレームを受けるとき、大抵は手痛いことを伝えられるので、良い気持ちにはなりません。ただし、クレームの中には業務改善のヒントが含まれているものです。理不尽なことや、実現不可能なことを言ってくる人もいるかもしれませんが、基本的には自分や所属する施設の改善点や反省点を含んでいます。タダでヒントを持ってきてくれているのだという気持ちで、まずは聞かせていただきましょう。聞いて聞いて、とにかく相手の話を聞いて、聞きに徹することで、相手の要求や要望、できれば感情を汲み取っていきましょう。「そうなんですか」「なるほど」などと相づちを打ちつつ話を聞くと、聞いてくれているという安心感を持ってもらえるとともに、言いたいことを話すよう促すことにもつながります。

この時、相手に100%同意する必要はありませんし、事実と違っていることは訂正する必要があるかもしれませんが、具体的に納得した点を挙げつつ相づちを打つことをおすすめします。「その点に関しては同意いたします」「こちらの点に関してはおっしゃる通りです」といった感じです。

### ② 上から目線にならない

上から目線は厳禁です。聞いてやっている、時間を取ってやっているという気持ちが相手に透けて見えると、なんとなくイライラを与えてしまいます。難しいところなのですが、上から目線ではないと自分が思っているだけでは仕方ありません。相手に上から目線だと感じさせない工夫が必要です。

クレーム対応では、丁寧な言葉遣いが基本になります。そして、ゆっくり話すことで威圧感をなるべくなくすことも大切です。自分が間違っているわけがないというところから出発すると、傲慢さを感じさせてしまいます。自分は間違っているかもしれないというスタンスで臨みましょう。というわけで、否定はNGです。返答の第一声に **図1** に挙げたNGワードを使わないように意識しましょう。「はい」と返すだけでもだいぶ印象が変わると思います。

**図1 クレーム対応のNGワード**

- 「ですから」
- 「だから」
- 「だって」
- 「でも」
- 「そうは言いますが」
- 「そんなことはないでしょう」

### ③ 謝罪は具体的に

相手の言うことを聞いて、こちらに明らかな不備があった時にはきちんと謝罪しないと、「謝罪の一つもないのか！」と突っ込まれてしまうこともあります。しかし、ただ単に「申し訳ございません」を繰り返しても相手には何も伝わりません。さらに、「非を全て認めた、責任を全て認めた」と認識され、付け入る隙を与えることにもなりかねません。謝罪は具体的にするのが大切です。図2のように、どの点に対して謝罪しているのかを明確にして、適切に謝りましょう。

**図2 具体的な謝罪の例**

- 「時間を余計に頂くことになり」申し訳ありません
- 「不快な思いをさせた点について」おわび申し上げます
- 「説明が分かりにくく」ご迷惑をおかけしました

### ④ 自分は窓口であると自覚する

役割を認識するということもクレーム対応の基本の1つです。自分にできないことは逆立ちしてもできません。病院としての誠意を見せろと言われても、院長ですら難しいというのが現実ではないでしょうか。自分はたまたまクレームを担当することになった窓口であると認識しましょう。

ただの窓口なので、必ず誰かに相談するという心構えでいるとよいです。絶対に1人で処理しようとしないでください。そしてチームで対応するためには、事実の共有が必要なので、しっかり相手の言い分をカルテに記載します。もし情報の食い違いが生じそうであれば、録音させてもらうのも1つの手だと思います。

では、クレームの内容を誰に相談するかということですが、研修医なら上級医に報告し、できれば一緒に対応するといいでしょう。専攻医ならスタッフと相談して対応し、スタッフであれば部門長と相談し、部門長は病院としての対応を確認するということになります。病院や組織全体としてクレームへの対応方法を決め、あらかじめ周知しておくだけでも、スムーズな対応ができると思います。

既に病院内にクレーム対応のマニュアルやクレーム対応だけに特化したチーム（患者サービス課など）があるかもしれません。そういったマニュアルや対応方法について調べておくことは重要です。どのように対応するかということを決めておけば、クレーム対応の最後に行動の約束をすることができます。例えば、「自分だけでは返答できかねますので、病院として検討し、○○から改めてお答えさせていただけませんでしょうか?」といった対応が可能です。

言いにくいことをわざわざ言っていただいたので、どのように変化させるつもりかのプロセスを提示すると、納得いただけると思います。また、わざわざ言ってきてくれたことにはお礼を述べてもよいかと思います。

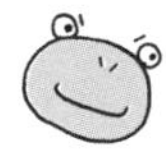

## クレームを受けないためのTips

そうはいっても、クレームはなるべく受けたくないと思うのが人情です。忙しい救急診療においては、ありがたいクレームであっても時として診療の妨げになり、他の患者を待たせることにもつながります。ご意見はありがたいですが、しかるべき窓口に述べてもらう方がさらにありがたいのです。どうすれば直接クレームを言われないようになるでしょうか。これには単純明快な答えがありませんが、患者としっかりと信頼関係を構築できれば、クレームは減るようです。

例えば、医事紛争に巻き込まれる医師はそうでない医師と比べて、診察時間が短く、態度がせっかちで追い立てられているような様子であり、親近感が持てず、口数が少ない——という特徴があるようです[1)]。

ゆっくり余裕を持って話をするというのは大事です。何か苦情を申し立てようという雰囲気を出している人がいたら、立ち話ではなく、しっかり座ってお話するだけでも印象は異なります。救急外来ではベッドサイドでささっと立ち話するだけで済ませがちですが、同じ時間を使うのでも座って話をした方が好印象という報告もあります[2)]。患者家族などに対しては余計にそうです。お互いに腰掛けて、落ち着いて情報共有できる環境を整えるとクレームは減るかもしれません。

その他、着ているものによっても、好感度、信頼感が変わることが示されています[3)]。こちらの報告では、白衣を着ている方が信用されやすいとされています。昨今の救急外来では白衣を着ている人は少数派かもしれませんが……。

（薬師寺 泰匡）

**POINT**

- クレームはありがたいものと思い、上から目線にならないように話を聞く
- 謝罪が必要な状況では、具体的に謝罪する
- 自分は窓口であると自覚し、組織で対応する
- クレームを受けにくい立ち振る舞いを心掛ける

●参考文献

1）Hickson GB, et al. JAMA. 1994;272:1583-7.

2）Swayden KJ, et al. Patient Educ Couns. 2012;86:166-71.

3）Rehman SU, et al. Am J Med. 2005;118:1279-86.

# 怒りの感情とうまく付き合うためには？

**AIM**

- 怒りの仕組みと役割を知る
- 怒りの感情との上手な付き合い方を知る

**CASE**

初期研修医のZ君は元気ハツラツ。勤務も精力的にこなしています。ある日救急搬送された軽症患者。どうもお酒に酔っているし、何で救急車を呼んでしまったのか、Z君には納得がいきません。その気持ちが態度に表れたのか、患者とトラブルになってしまいました。一方で、指導医のI先生は普段と変わらず患者に接しています。Z君が「腹が立ちませんか?」と聞くと、「まあ確かに少しは腹が立つけれど、それを表に出してもね」と涼しげです……。

皆さんは、日々の診療もしくは私生活の中で、このCASEのように怒りの感情に振り回されてしまった経験はありますか。実は、I先生のようにうまく感情をコントロールするには、ちょっとしたコツがあるのです。ここでは、怒りの感情について理解し、上手に付き合っていく方法を紹介します。

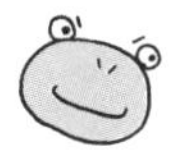

## 怒りが湧くのはなぜ？

怒りは二次感情と呼ばれ、怒りに至る前に背景となる感情（一次感情）があるといわれます。例えば、失敗を責められて怒るのは、罵られた悲しさやつらさが募った結果といえます。

怒りに振り回されやすい人の特徴として、「そうした一次感情が蓄積されている」「他人からの指摘などを受け入れることへの抵抗」「○○すべきといった価値観の押し付け」などがあるといわれています。

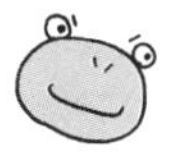

## 怒りは悪い感情なのか

怒りの感情は決して悪い面ばかりではありません。青色発光ダイオードの開発でノーベル賞を受賞した中村修二氏が、後に怒りがモチベーションだったと語っているように、怒りは時として大きなエネルギーを生み出します。一方で、当時サッカーのスーパースターであったジネディーヌ・ジダン選手が、自身の現役最後の試合で相手選手に頭突きをして退場になるという衝撃的な出来事もありました。つまり、怒りの感情には、その対象を正確に判断すること、適切な方法で表現することが必要で、それらを誤るとトラブルの原因となります。

救急外来においても、怒りを爆発させるような行動は患者を危険にさらし、チーム内のコミュニケーションを悪化させる要因となるばかりでなく、燃え尽きにつながると報告されています[1、2)]。

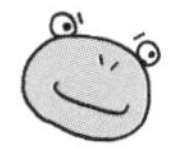

## 怒りの感情との付き合い方

怒りの感情をコントロールするアンガーマネジメントは、1970年代にメンタルヘルスプログラムとして開発されました。現在では、米国のアメリカンフットボールリーグの新人教育や小学校における感情教育として取り入れられていることがあります。

怒りの感情はトレーニング次第でコントロールできることが数多くの報告から明らかとなっています。ポイントは、怒るべき時に"上手に"怒る、怒らなくてよいときは怒らないということです。怒りの感情は誰にでも湧きます。「怒ってはいけません」というアドバイスは難しく、怒らないよりも「上手に怒る」ことを目標とする方が現実的です。

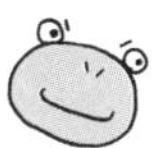

## 怒りの感情を整理しよう

まずは過去の怒りの感情と向き合い、振り返ることが次の怒りの感情への対処法を見いだすのに有効とされています。怒りの感情を整理する方法を3つ紹介します。

### ① アンガーログ

怒りを覚えた出来事を実際に書き出し、整理する方法です。実際に起こった出来事を重要か重要でないか、コントロール可能かそうでないかで4分割表に分けます。重要でないことやコントロール可能なことであれば、「怒るのはもったいない」ということに気付けるかもしれません。逆に、重要ではあるがコントロールできないことであれば、そのことを受け入れるように気持ちを切り替えることが大切だと気付けるでしょう。

### ② スケールテクニック

怒りを点数化します。そうすることで、現在の自分を客観視でき、落ち着くことができるといわれています。

### ③ リフレーミング

アンガーログを読み返したり反論になるような質問を自分にしたりすることで、怒らなくても解決できる道を見いだせることがあります。

例）忙しい時に研修医が当たり前のことを聞いてきて煩わしく思ったので、とっさに叱責してしまった。

→ 経験の浅い研修医にとっては「当たり前のこと」ではないのでは？

→ 経験が浅いことを配慮した教え方ができていなかったのでは？

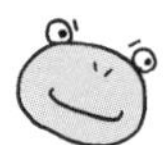

## 怒りの感情が抑えられなそうなときは？

「瞬間的な怒りの感情をそんなことで抑えられるのか」とお思いの方もいるかもしれません。実は、怒りの感情は6秒でピークを過ぎるといわれており、感情の高ぶりが継続する時間はそれほど長くありません。その6秒間で人間関係やその場の雰囲気を破壊するような感情の爆発を避けるため、自分の中で時間を稼ぐ方法を 図1 にまとめます。

最終手段としては、気持ちが高ぶっていることを周囲に開示し、いったんその場を離れることも重要です。私も実際に怒りを抑えられない感覚に陥ったときは、決まった行為（「しょうがないよね」と言う、目をつぶって数秒待つなど）をするようにしています。

**図1 怒りの感情のピークが過ぎるまで時間を稼ぐ方法**

- 数字を数えるカウントバック
- 深呼吸を繰り返す呼吸リラクゼーション
- 目に入ったものを細かく観察し、そこに意識を集中させるグラウンディング
- 真っ白い紙をイメージし、自分の感情や思考を止めるストップシンキング
- 自分の中であらかじめフレーズを作っておき、イラッとしたときや頭にきた時にそれを唱えるコーピングマントラ（「あの時に比べればまし」「すぐ終わる」など。ほかにも首をまわすなど単純な動作でもよい）
- 楽しかった思い出や成功体験を事細かく思い出すポジティブモーメント
- 元気が出るメッセージをあらかじめ決めておき、それを唱えて気分を高揚させるポジティブセルフトーク（「たまにはこういうこともある」「神のくれたチャンス」など）

怒りは大きなエネルギーを生み出す原動力になる一方で、自己や周囲を消耗させる諸刃の剣です。怒りの感情とうまく付き合うことが、自分と周囲の円滑なコミュニケーションにつながり、患者予後を改善させる可能性があることを知っておきましょう。ぜひ、自分なりの怒りへの向き合い方を見つけてみてください。

（船越 拓）

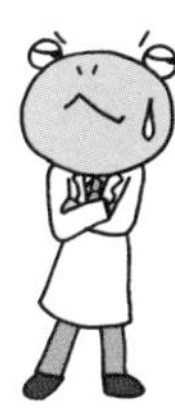

**POINT**

- 正しい対象にうまく怒りを表現する
- 怒りの感情に対する自分なりの向き合い方を見つける

●参考文献

1）Rosenstein AH, et al. J Emerg Med. 2012;43:139-48.
2）Ersoy-Kart M. Nurs Forum. 2009;44:165-74.

# シフト勤務をうまく乗り切る生活習慣・睡眠習慣

## AIM

- シフト勤務で自身の健康を保つコツを学ぶ
- シフト勤務のメリット・デメリットを知り、上手に付き合えるようになる

## CASE

初期研修医のＡ君は今月から救急科のローテート。救急科では夜も患者がやって来るため、時間帯を区切って診療の当番を決めて勤務する「シフト勤務」で働いています。シフト勤務の表を見せてもらうと平日に休みが数日あり、病院から離れられなかった前のローテートと比べて休みの時間が取れそうでウキウキしていました。しかし、いざ始まってみると休みはあるもののシフトで生活リズムが崩れるのは予想以上に大変。スタッフの先生はうまく過ごして休日もエンジョイしているようなのですが……。

救急医療では、疾病や傷害の発生予測ができないので、必然的に24時間のカバーが必要となります。当直制を敷いている施設は多くありますが、シフト制を取り入れている施設も徐々に増えているようです。シフト制で運用している施設のほとんどは、夜間も大勢の患者が来院するため、スタッフは寝られないことが多く、体調管理に苦労される方も多いのではないでしょうか。また、初期研修でローテートする場合はシフト勤務に慣れること

ができず、それを理由に体調を崩すこともあるようです。

そこで、ここではシフト勤務の問題点を分析しながら、シフト勤務を乗り切るためのTipsを紹介します。



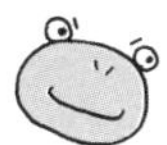

## シフト勤務のメリットとデメリット

シフト勤務には多くの利点があります。平日に休みが取れるため、子どもの行事に参加しやすいですし、どこに行くにも休日よりは空いています。行列のできるレストランも、平日の昼間であれば待ち時間も短めです。休みも調整しやすいため、外部の勉強会に行く時間、研究のためのまとまった時間も取れるでしょう。空いた時間を趣味に費やすこともできます。また、忙しい勤務時間も、シフトで終わる時間が決まっているからこそ、その時間内は集中力を高く保って働き続けることが可能になるでしょう。

一方で、シフト勤務には様々な弊害があり、不規則な勤務体系は救急医が現場を離れる大きな要因となっていることが知られています[1)]。慢性的な疲労や睡眠不足、熟睡感の消失が生じるばかりでなく、肉体的には冠動脈疾患や消化性潰瘍が増加するといわれています[2)]。社会的にも、休日勤務が多いと、友人と会う機会や家族と過ごす時間が少なくなったりするかもしれません。チームスポーツなど、多人数で取り組む趣味も持ちにくくなります。そのため一般社会とのつながりが希薄になり、離婚率なども高まるといわれています[3)]。

体内時計は25時間で動いているという説があります。その説にのっとると、日中の勤務で規則正しく過ごす人は1時間の調整で済む一方で、シフトワーカーはそのシフトに合わせて体内時計をダイナミックに調整しなければなりません。そのため、シフトワーカーは20％程度が睡眠不足になり、慢性的な疲労が生じているといわれます。また同じ理由から、一度体内時計を調整すれば乗り切れる時差ボケやオンコール当番よりも、シフト勤務の方が体の負担が大きいといわれています[4)]。

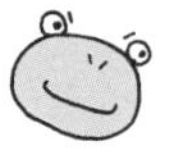

## 理想的なシフトの組み方

基本的には勤務開始が徐々に遅くなるシフトが理想といわれています。日勤→準夜→夜勤というのが好例です。逆に、準夜→日勤という勤務開始が早くなるシフトは体への負担が大きくなります。また、夜勤を連続で続けることで極端に患者ケアの質が落ちることはないようですが、連続2回までが望ましいとされています[5)]。夜勤の後は、24時間以上の休息が必要です。1回のシフトの長さは、救急医は業務負担が比較的大きいため、12時間より8時間の方が疲労や患者ケアの質において優れているとされます[6)]。

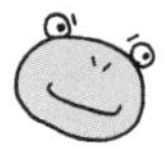

## 睡眠の質を上げるには？

睡眠の質を上げるためには、睡眠時の環境調整が重要です。具体的には電話を切る、ベッドで寝る、遮光のカーテンやブラインドを用いて昼間でも暗くできる部屋を作る——などです。夜勤前には仮眠を取る人が多いと思いますが、「日中に眠るのが難しい」とお悩みの方はこれらの工夫をしてみてはいかがでしょうか。

また、シフトとは関係なく、決まった時間（例えば、夜勤明けの午前8時から12時、休みの日でも朝方8時から10時）に睡眠を取るアンカースリープという概念があり、リズムの維持に有用とされています。

夜勤明けに通常の生活リズムに戻す必要がある場合は、夜までずっと起きていて早めに寝るという手もありますが、それだと日中の眠気が強くて困るという方もいると思います。そういう場合は、夜勤後すぐに2時間程度の睡眠を取ってから活動し、夜はいつも通りの時間に寝るのがよいといわれます。夜勤後に5時間通して寝てしまったりすると夜に眠れなくなり、生活リズムが取り戻しにくくなるので気を付けましょう。

その他、カフェインやアルコールの摂取を避けることも有効です。

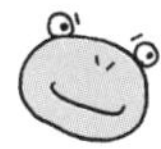

## シフト勤務と上手に付き合おう



シフト勤務において、一緒に生活する家族の理解は非常に重要です。食事や睡眠の時間をしっかりと理解してもらえるようにしましょう。

シフト勤務の負担は40歳以上になると顕著になるといわれています。シフト勤務と上手に付き合い、救急医として息の長い活躍をしましょう。また、初期研修医が慣れないシフトで体調を崩すことのないよう、こうした知識で支援をすると、救急医療に魅力を感じてくれるきっかけとなるかもしれません。

（船越 拓）

**POINT**

- シフト勤務は一長一短
- 徐々に遅いシフトになるように組むとよい
- 睡眠環境を整える

●参考文献

1）Hall KN, et al. Ann Emerg Med. 1992;21:291-7.

2）Gordon NP, et al. Am J Public Health. 1986;76:1225-8.

3）Folkard S. Monk TH.「Hours of work: temporal factors in work scheduling」(John Wiley & Sons、1985)

4）Smith L, et al. Lancet. 1994;344:1137-9.

5）Cavallo A, et al. Ergonomics. 2003;46:653-63.

6）Reed DA, et al. Ann Intern Med. 2010;153:829-42.

7）American College of Emergency Physicians (ACEP). Ann Emerg Med. 2010;56:451.

# 救急外来での情報伝達スムーズに行うには？

AIM

- 忙しい診療の中でも正確に情報を伝える方法を知る
- 情報伝達を正確に行い、より安全に診療できるようになる

日常診療では、多くの情報がやり取りされます。全てのやり取りが記録に残る電子カルテ上でなされるのが一番良いですが、毎回できるとは限りません。

患者に関する治療方針や指示が自分が考えていたものと違う内容で相手に伝わっていた、上級医から「やっておいて」と言われた通りにしたら「それは違う」と後で言われたという経験はありませんか。実際に患者に不利益が及ぶ、及ばないにかかわらず、「ひやっ」としたり「ええっ！?」と思ったりした経験を持つ人は多いと思います。

正確な情報伝達は患者を守り、ひいては皆さんを守る上でも重要になってきます。ここでは、正確な情報伝達の方法について紹介します。

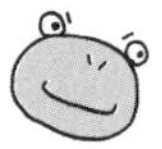

## なぜERでの情報伝達は難しいのか

救急外来の関係者は、他の診療部門と比べ多様です。医師の中でも、救急医、初期研修医、各診療科の医師、患者を紹介する他院の医師など、様々な人が関係します。看護師、検査・放射線技師など、救急外来専従ではないスタッフも多いでしょう。さらに、患者搬送を担う救命士や警察官な

表1 「SBAR」の意味

| S | Situation | 患者の状態 |
|---|---|---|
| B | Background | 患者背景・臨床経過 |
| A | Assessment | アセスメント・評価 |
| R | Recommendation | 提言・要請 |



ど病院職員ではない職種も救急外来に関わります。経験年数や専門性の異なる、様々な立場の人が携わる点が救急外来の特徴であり、情報伝達を難しくしている要因の1つです。

立場や専門性が変わると、日常的に使う用語が異なりますし、常識や当然と認識していることも違い、基礎的な知識や情報の種類が異なります。また、情報を伝達する状況によって、割ける時間は異なり、優先的に伝えるべき事項も変化します。救急外来では、切迫した状態の患者が多いため、要点を手短に伝えなければならないのです。

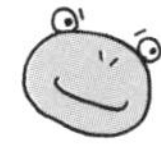

## 「SBAR」で情報を整理

情報伝達のミスを防ぐためには、情報伝達の標準化が有効です。部署や職種によらず、情報伝達の方法を統一してルーチン化することにより、情報伝達のミスを防ぐことが重要です。そこで、数々の情報伝達法の中でも、とてもシンプルで、医療機関で広く用いられている「SBAR」を紹介します。

「SBAR」とは伝えたい内容を整理し、必要な情報を伝達する手段のことで、迅速・的確な情報伝達に有用です 表1 [1)]。米国海軍の申し送り法から派生して航空業界で用いられるようになり、医療業界でも使われるようになりました[2、3)]。

ここからは、救急外来で働く研修医が消化管出血の患者について上級医に相談する場面を想定し、具体的な活用例を挙げていきます。

### ① Situation：患者の状態

項目：報告者（自分）氏名、患者名、連絡をしている理由、自分が問題としていること、バイタルサイン

例：「救急外来研修医の○○です。黒色便が主訴で、ショックバイタルの患者について、緊急上部消化管内視鏡と入院適応についてコンサルトさせてください」

※ 疑っている疾患名、状態を表す一言（例：ショック状態、呼吸不全）を付けると、患者の状態が伝わりやすいです。

### ②Background：患者背景・臨床経過

項目：精神的／意識の状況、皮膚、酸素の使用状況、臨床経過／患者の病歴

例：「肝硬変でかかりつけの患者です。意識ははっきりとしていますが、皮膚は冷たく湿っていてショック兆候があります。酸素は経鼻2Lで開始しています。来院後、補液を行いましたが、まだ血圧は90台です」

※「ショック兆候」など病態を表すキーワードは手短に状態を伝える方法の1つ。行った処置、処置に対する反応は病状把握の上で重要な情報です。

### ③Assessment：アセスメント・評価

項目：評価・判断、問題点は何か、必要な処置は何か、分からないことは何か、患者の状態はどうなっているかなど

例：「緊急の上部消化管内視鏡検査による止血処置が必要と思います」

※ 対処法が分からない場合でも、何に困っているのかを言語化することが重要です。

### ④Recommendation：提言・要請

項目：提案（患者の処置、検査の準備、他の診療科との連携）、依頼（追加で必要な検査の指示、必要な処置の指示）

例：「救急外来まで見に来ていただけないでしょうか。先生が来られるまでにしておくべきことはありますか？」

※上級医が来るまでにできることを確認しておくと、その後の診療がスムーズになります。

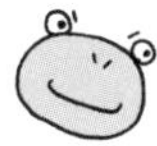

## その他の工夫

口頭でコンサルテーションを依頼する際の工夫として、内容を紙に書いて渡す、口頭で伝える時はメモをするよう促す、反復してもらうなどがあります。また、診療の途中であっても、鑑別診断や今後の方針を電子カルテに記載することで、自分の考えていることを他の人と共有するという方法もあります。

こうした工夫は、仮に院内ルールで決められていたとしても、手間に感じる作業かもしれません。しかし、忙しい時ほど後で確認することが難しくなりますので、毎回の正確な情報伝達が重要になります。　（花木 奈央）



**POINT**

- 情報伝達の内容整理には「SBAR」が有用
- こまめなカルテ記載、メモの活用など正確な情報伝達を心掛ける
- 忙しい救急外来こそ毎回の情報伝達を正確に

●参考文献

1）Müller M,et al. BMJ Open. 2018;8:e022202.

2）堀友子. スマートナース. 2009;11:1316-9.

3）Jenerette C,et al. J Emerg Nurs. 2011;37:559-61.

ER Tips 44

# 交通外傷の診断書ってどう書くの？

AIM

- 診断書は提出先によって記載方法が異なることを知る
- 警察宛ての診断書の書き方を習得する

CASE

25歳男性。乗用車運転中に交差点内で右折してきた対向車と衝突。病院へ救急搬送され、精査の結果、外傷性頸部症候群、胸部打撲傷、右前腕打撲傷、左膝関節打撲傷と診断された。

救急外来では、交通外傷の患者を診療する機会も多いです。その際、患者もしくは警察から診断書の作成を依頼されると思います。診察後すぐに作成するのは、警察へ提出する診断書です。事故当日に保険会社への診断書を要求する患者もときどきいますが、この場合の診断書は保険会社から後日請求があり、指定の書式で作成します。そのため、受診直後には作成しなくてよいです。また、職場や学校への診断書を希望する患者もいますが、どのような内容が必要になってくるか職場や学校により異なりますので、先方に確認してもらってから作成しましょう（例えば、仕事・通学の可否や、実施可能な仕事・授業の内容など）。いずれの場合も、書式は病院指定のものがほとんどです。

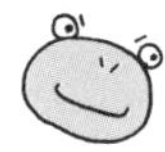

## 警察宛ての診断書の書き方



警察に提出する診断書は、その交通事故を人身事故として扱うために必要になります。人身事故として扱われないと、傷害に対する損害賠償が請求できないこともあります。診断書の見本を 図1 に示します。警察への診断書の作成に必要な項目は、以下の通りです。

### ① 患者情報（住所、氏名、生年月日、年齢）

カルテを参照して記載。漢字など間違いのないようにしましょう。

**図1** 警察への診断書の見本

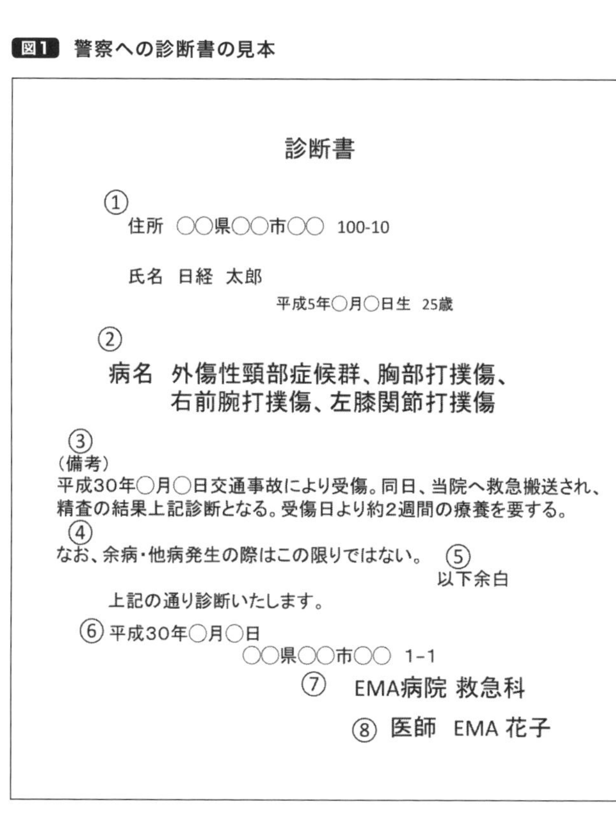

診断書

①
住所　〇〇県〇〇市〇〇　100-10

氏名　日経　太郎
平成5年〇月〇日生　25歳

②
病名　外傷性頸部症候群、胸部打撲傷、
右前腕打撲傷、左膝関節打撲傷

③
（備考）
平成30年〇月〇日交通事故により受傷。同日、当院へ救急搬送され、
精査の結果上記診断となる。受傷日より約2週間の療養を要する。
④
なお、余病・他病発生の際はこの限りではない。　⑤
以下余白

上記の通り診断いたします。

⑥ 平成30年〇月〇日
〇〇県〇〇市〇〇　1-1
⑦　EMA病院 救急科
⑧ 医師　EMA 花子

### ② 病名

医学的診断名を記載。受傷部位や細かな病名を全て記載しましょう。

### ③ 診療時の概要・療養期間

事故に関する情報は警察が既に把握しているので、詳細を記載する必要はありません。しかし、受傷日と受診日が異なる場合もあるため（事故当日ではなく後日に受診するケース）、必ず受診日を明確にしましょう。

療養期間とは治療に要する期間のことで、「全治○カ月」と同じです。見込みでも構いませんが、開始がいつからなのか（受傷日からなのか受診日からなのか）をしっかりと記載しましょう。療養期間によって交通事故の行政処分が変わります 表1 。療養期間に悩む際は、それぞれの区分の境界となる日にちを超えるようなけがかどうかを考えてみるのもいいと思います。

表1 の「療養期間3カ月以上または後遺症が残る」に値するような場合、「療養期間3カ月以上」と記載すると具体的な期間を警察側から問われることもありますので、「療養期間6カ月」というように具体的に記載した方がよいかもしれません（このような大きな外傷がある場合は入院治療が必要だと思いますので、実際外来で診断書を発行することはないと思います）。

ちなみに、似たような言葉で「完治」がありますが、これは日常生活に支障がない程度まで回復するのに要する期間を表します。完治しなかった場合は「症状固定」となり、いくら治療をしてもそれ以上に改善や回復をする

**表1 交通事故の傷害の程度に対する点数**（出典：道路交通法別表第二の三）

| 傷害の程度 | 運転者の不注意による事故 | 左記以外 |
|---|---|---|
| 死亡者発生 | 20点 | 13点 |
| 療養期間3カ月以上または後遺症が残る | 13点 | 9点 |
| 療養期間30日以上3カ月未満 | 9点 | 6点 |
| 療養期間15日以上30日未満 | 6点 | 4点 |
| 療養期間15日未満 | 3点 | 2点 |

見込みがなくなった状態で、残った症状を後遺症と呼びます。後遺症の有無は、初診時に判断することは難しいので記載する必要はないと思います。

**④「余病・他病発生の際はこの限りではない」**

あくまで診察時点での見解であるということを記載しておきましょう。

**⑤「以上」または「以下余白」**

公文書を改ざんされないように記載しておきましょう。

**⑥ 診断日**

**⑦ 医療機関情報（住所、施設名）**

**⑧ 診断医**

警察への診断書は、施設によって、受診当日に作成することもあれば、翌日に再診して詳細に観察し、追加の外傷の有無を確認するtertiary surveyが済んでから作成することもあります。また、公文書の発行は常勤医のみとしている施設もあります。複数の施設で働く機会のある先生は、それぞれの病院での対応をこの機会に確認してみましょう。また、研修医の先生が作成する場合は必ず上級医に内容を確認してもらい、連名で診断書を作成するようにしましょう。

（森川 美樹）

**POINT**

- **診断書の作成を依頼された場合は利用目的をしっかり聴取する**
- **診断書作成も医師の仕事。診療情報を基に正確に作成する**

# 必要なときにすぐに見つかる！<br>文献を整理するコツ

**AIM**

- 文献管理ソフトで整理するコツを知る
- 文献管理ソフト以外のツールも使ってみる

毎日出版される膨大な論文の中で、新しい文献や気になった文献があればダウンロードしておくと思います。それを繰り返すうちに、気付くとデスクトップがPDFだらけ、机の上はプリントした紙の山に……。後から目的の論文を読みたいと思ったときに、「あの論文どこだったかな」という経験はありませんか。勉強会の資料や論文を作成するとき、少しでも書く時間を確保したいので、文献を探す時間がもったいなく感じますよね。ここでは、目的の文献をすぐに見つけ出せるように、文献を整理する方法を紹介します。

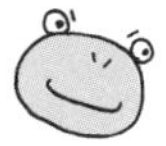

## 文献管理ソフトを使ってみよう

世の中には文献管理ソフトは多数あり、古くからあって有名なEndNoteのほか、Mendeley、Zotero、Paperpileなどが挙げられます。中には無料で高機能なものもあります。文献管理ソフトのメリットは、著者や雑誌名、発行年などの書誌情報をテキストデータとして整理できること、さらに、ブラウザと連携してPDFを簡単にダウンロードできる機能や、文献に自分のメモを加える機能などを利用できることです。論文を作成するときには、本文に引用情報を挿入したり、引用スタイルを投稿する雑誌に合わせて調整したりすることもできます。環境や目的によって最適なソフトは人それぞれだと思いますが、無料で利用できるものも多いので、自分に合うものをいろいろ試してみてください。以下に、文献管理ソフトを利用する上でのTipsをいくつか挙げてみました。



### ① フォルダよりもタグで分類を

PCではファイルをフォルダ分けして管理していることが多いと思います。しかし、この方法で文献をフォルダ分けしてくと、文献が多くなったときに困ることになります。例えば、分野やプロジェクトごとにフォルダを作成する場合、基本的に1つの文献に1つのフォルダしか割り当てることができないので、複数のフォルダにまたがる文献をうまく分類できません。この点、タグを使うと便利です。1つの文献に複数のタグを付けることができるので、複数の分類にまたがる文献の整理に対応できます。

### ② メモで検索

文献のポイントや文献を見つけたきっかけをメモで残しておくと、後から検索するときに便利です。自分のメモなので、後から思い出すきっかけになりそうな言葉を入れておくとよいでしょう。また、ソフトによってはPDFに直接書き込める機能もあります。

### ③ ファイル名を自動でリネーム

PDFを取り込むときにファイル名を自動的に変えてくれる機能があります。ウェブ上の元のPDFは暗号のようなファイル名になっていますが、これを「Author_Journal_Year_Title.pdf」のように著者名や発行年などを含めたファイル名にしてくれます。この機能を利用すると、重複するファイルをダウンロードした場合、すぐに分かります。また、OSのファイル名検索機能を使えば目的のファイルをすぐに見つけることができるので、いちいちソフトを立ち上げなくて済み、時間を節約できるというメリットもあります。何よりも見た目がきれいになって整理している満足感が得られるのもよいです。

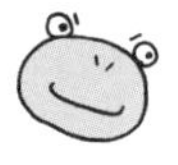

## メモ管理アプリやOffice系アプリを使ってみよう

EvernoteやMicrosoft OneNoteなどのメモ管理ツールも文献管理に使えます。これらのソフトは、PDFをそのまま保存するだけでなく、図だけを切り取って貼り付けたり、ウェブページを保存したりと、いろいろな形式のデータを同様に扱うことができます。そのため、文献だけでなくあらゆる情報を1カ所で整理したいという人に向いています。PCとタブレット端末、スマートフォンなど複数の端末で使いたいときもそれぞれに対応したアプリが用意されていて便利です。

新しいアプリを使いたくないという人には、使い慣れたOffice系アプリで管理するという方法もおすすめです。おなじみのWordやExcel、PowerPointです。論文の要点をリストにしたり図を貼り付けたりして、スクラップブックのように扱えます。PowerPointであればそのまま論文紹介として他の発表に流用することもできるでしょう。ただ、Office系アプリは検索自体はできても、一覧性はなく目的の文献にたどり着きにくいので、文献の数が膨大になると管理しにくいという欠点があります。また、PDFへの関連付けが面倒なことも難点で、メモと一緒に本文となるPDFのURLを貼り付けておくなど、PDFにすぐアクセスできるような工夫が必要になります。

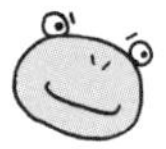

## バックアップは必須！

PCで管理するのであれば、何らかのトラブルでデータが消失したり、PCが使えなくなったりする事態に備えておく必要があります。このような事態は突然やってくるもので、大量の文献を整理するのに費やした膨大な時間と労力が水の泡にならないように対策しておきたいです。

データのバックアップは定期的に取っておきましょう。バックアップ用アプリは多数開発されていますし、OS標準のバックアップ機能もあります。Dropboxなどで PCとクラウドでデータを同期するというのも一手です。

データの同期だと、手元のデータの複製が自動的に行われ、ほぼリアルタイムにバックアップできるので、突然のトラブルに見舞われてもすぐに復元することができます。（近藤 貴士郎）



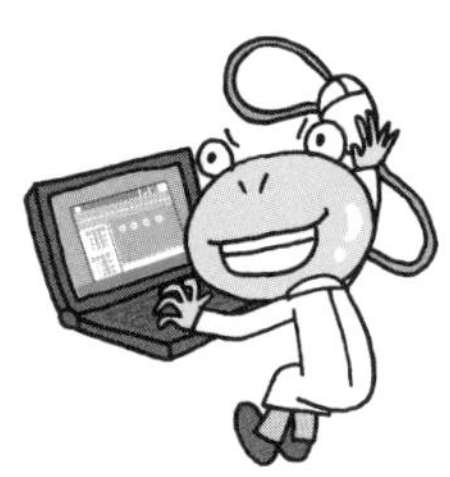

**POINT**

- 文献管理ソフトの機能（タグ、メモ検索、リネーム）を上手に使う
- 文献管理ソフト以外のツールを使うのも一手
- バックアップを忘れずに

# 最新の文献を効率よく集めるコツ

**AIM**

- **最新の文献を一元的に収集する方法を知る**

皆さんはどうやって文献を集めていますか。救急に限らず、どの分野でも診断や治療方針などが日進月歩していきますので、最新情報についていくだけでも大変です。常にアンテナを張って、最新の情報を効率よく収集することが重要になります。最近は「日経メディカル Online」をはじめとして、トピックとなる文献を日本語で解説してくれるウェブサイトも多いですが、ここでは一次情報となる原著論文を効率よく集めるための技を紹介します。

NEJMやJAMAなど英文雑誌のウェブサイトを見ることはあると思いますが、複数の雑誌をチェックするとなるととても面倒です。手間や時間を節約するためには、メールなどで自動的に手元に届くようにすると便利です。そうすれば、勝手に新着情報が送られてくるので、あとはメールを開くだけということになります。

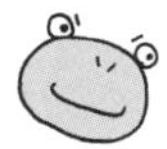

## 雑誌のメール通知機能を利用する

「この雑誌は毎回必ず読みたい」という場合にはメール通知が便利です。ほとんどの雑誌にはウェブサイトにメール通知用のボタンがついているので、メールアドレスを登録しましょう。最新号が発行されると登録したメールアドレスに送信されますので、読み忘れの防止に便利です。

一部の雑誌ではPodcastを配信しているものもあり、お手元のスマートフォンに最新号の内容が音声として自動的に配信されます。英語のリスニングの勉強にもなるので一石二鳥です。



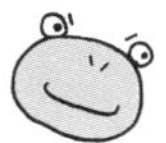

## PubMedの通知機能を利用する

「いろいろな雑誌をとにかくまとめて読みたい」という場合は、実はPubMedが使えます。PubMedを検索で利用する人は多いと思いますが、複数の雑誌の新着情報をまとめてメールで通知することが可能です。PubMedの検索窓に「"雑誌名"[ta]」と入力するとその雑誌の記事が全て出てきます。複数の雑誌を読みたい場合は「"雑誌名A"[ta] OR "雑誌名B"[ta] OR ……」とORでつなぎます。レターなどアブストラクトのない記事を除外したければ最後に「AND hasabstract」を付けます。

例えば、Annals of Emergency MedicineとResuscitationとCritical Care Medicineの3誌を読みたい場合、

((\"Annals of Emergency Medicine"[ta]) OR ("Resuscitation"[ta]) OR (“Critical Care Medicine"[ta])) AND has abstract

としておくと、この3誌の記事が一覧できます。

さらに、この検索式を保存しておくと、検索式に合う新しい項目がPubMedに登録されると通知してくれるようになります。つまり、読みたい雑誌のどれかに新着記事があるとその都度メールしてくれるということです。検索窓のすぐ下の「Create alert」をクリックしてみましょう。指示に従ってNCBIのアカウントを作成すれば、登録したメールアドレスに新着記事が送られてくるようになります。読みたい雑誌を自由にアレンジできますが、PubMedに登録された時点での配信なので、雑誌に掲載された時点からは多少遅れる場合があります。

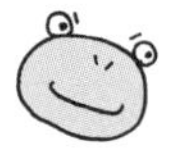

## まとめサービスを利用する

「救急分野で最新の注目論文を知りたい」「◯◯科でのトピックは何だろう」というときには、分野ごとに注目すべき最新の論文をまとめてくれるサービスを利用しましょう。NEJM Journal WatchやEvidence Alertsなどがあります。いずれもメールアドレスなどを登録する必要がありますが、いろいろな雑誌の中から注目すべき論文を選んで配信してくれるので、自分が読んでいない雑誌の論文まで知ることができて便利です。

EM Allianceでは、救急医が選んだ注目論文をウェブサイトで紹介しています。メーリングリストに入ると、同じ内容が配信されてきますので、ぜひご利用ください（https://www.emalliance.org/contact/mlform）。

このように文献を収集するには様々な方法があります。自分の勉強スタイルに合わせて、上記の方法を組み合わせてみてはいかがでしょうか。

（近藤 貴士郎）

**POINT**

- PubMedの検索・通知機能をうまく利用する
- 既存のまとめサービスを利用する

# 第8章

# 災害時に役立つ ER Tips

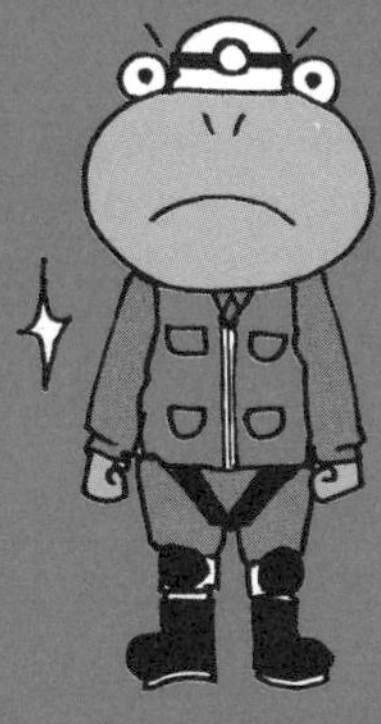

# 災害が起きたらどうする？ 災害対応で一緒に働くチーム

AIM

- 災害が起きたとき病院がどうなるのかを把握する
- 災害時の病院診療に関わる医療・支援チームについて知る

皆さんの中には、地震や津波、土砂災害などの災害の被害に遭った経験をお持ちの方もいるかもしれません。遠くの被災地に災害支援チームとして派遣されるのは一部の人かもしれませんが、身近な地域で災害が起きたときには、いや応なしに対応を迫られます。災害は決して起きてほしくないことですが、起きてしまったときの負担を少しでも軽くできるよう、災害超急性期の病院対応を知っておきましょう。ここでは、一緒に働くことになる各種医療チームに重点を置いて解説します。

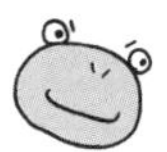

## 病院の災害マニュアルを確認しよう

まずは自分自身の安全を確保しましょう。今後の災害対応に備え、家族への安否連絡を済ませます。

次に病院内の対応です。大きな災害が起きた場合、病院内に災害対策本部が立ち上がり、通常診療から災害対応に切り替わります。皆さんの病院にも災害マニュアルがあり、災害対策訓練などの研修が開催されているはずです。通常業務で忙しく、訓練に参加していない人もいるかもしれませんが、せめてマニュアルのだいたいの内容と、災害が起きたときに自分がどのような役割を担う可能性があるかは把握しておきましょう。

また、勤務時間外に災害が起こることもあり得ます。そのため、災害マニュアルはスマートフォンでも参照できるようにしておいたり、緊急時の連絡網を確認しておいたりすることも重要です。



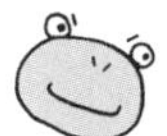

## 超急性期に起こること

発生から72時間以内の災害超急性期は、通常診療では当たり前のように使える機能が利用できなくなり、普段とは異なる診療体制を強いられる可能性があります[1)]。

まず、電子カルテが停止し、患者情報の確認や記録、検査のオーダーや処方箋の発行ができなくなる可能性があります。ライフラインの途絶や物品供給の停止が起こるかもしれません。水が不足し人工透析ができない、酸素の供給ができない、薬剤や衛生物品が不足する、建物が損壊して病院の安全が保てないといった理由により、診療の継続が困難になる恐れもあります。

さらに、災害時には専門外診療を行う必要が生じます。災害直後は外傷患者が多く発生し、通常診療では外傷患者の受け入れをしていない医療機関でも、その診療を担当する可能性があります。当然、そこで働く医師も通常の専門性にとらわれることなく、幅広い診療領域に対応することが求められます。

また、多くの傷病者が様々な手段で来院します。通常診療では、救急搬送前には事前連絡がありますが、通信手段が途絶していれば連絡なしに患者が搬送されることもあり得ます。また、自家用車や徒歩で多くの患者が来院するため、緊急度や重症度により診察の優先順位をつけるトリアージを行います。トリアージについてはER Tips 49をご参照ください。

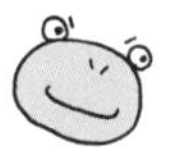

# 災害時の医療・保健支援体制

災害発生直後から、被災地に対して様々な医療支援が開始されます。災害現場、病院、避難所、保健所などそれぞれの現場やニーズに応じて支援チームが組織されます。ここでは、支援チームの特色を、医療、精神保健、公衆衛生の3つに分けて解説します。

## ① 医療

様々な組織による医療チームが存在しており、超急性期は主に災害現場や被災地の病院で医療支援を行い、避難所が設営されている場合は、避難所にいる被災者の診療を行います。

災害時の医療チームとして最も知られているのは災害派遣医療チーム（DMAT；Disaster Medical Assistance Team）でしょうか。大規模災害や多数傷病者事故において、超急性期（おおむね48時間以内）から活動できる機動性を持った、専門的な訓練を受けた医療チームが全国の医療機関に存在しています[2)]。

DMAT以外では、日本医師会災害医療チーム（JMAT；Japan Medical Association Team）[3)]や、日本赤十字社による救護班[4)]など様々な組織の医療チームが存在し、災害時の医療支援を行っています。

## ② 精神保健

被災地では医療機関や行政機能の被災や災害対応により、地域の精神保健医療機能が停止するのに加え、災害ストレスなどにより新たな精神的問題が発生し、精神保健医療の需要が拡大します。その支援活動を行うのが、都道府県および政令指定都市によって組織された災害派遣精神医療チーム（DPAT;Disaster Psychiatric Assistance Team）です。DPATは、被災地域内の病院、保健所、避難所などで活動します。

その他、古くから活動している日本赤十字社による「こころのケア活動」が知られています[5)]。

### ③ 公衆衛生

災害発生後は、病院での救命活動や避難所での健康支援以外にも、慢性疾患の治療継続や在宅被災者への支援など多くの健康に関する問題が発生します。これらの課題に対して健康危機管理・公衆衛生学的支援を行うのが、災害時健康危機管理支援チーム（DHEAT；Disaster Health Emergency Assistance Team）です[6)]。

災害対応で一緒に働く可能性のある医療チームをご紹介しました。災害時はここで紹介した以外にも多くのチームが被災地の医療支援を行います。初対面の人と一緒に診療することに、最初は戸惑うかもしれませんが、日常のチーム医療の延長線上にあります。災害時はここで紹介した以外にも多くのチームが被災地支援を行います。全国から派遣された支援チームと共に診療する可能性があることを心にとどめていただき、災害時に診療をする際の負荷が少しでも軽減できるとうれしいです。　（花木 奈央）

**POINT**

- **災害が起きたときにどう行動すればよいか、勤務先の災害マニュアルを確認する**
- **災害時には医療・保健を支援する様々なチームが存在する**
- **災害時に医療者としての能力を発揮するためにも、まずは自分や家族の備えを見直し、安全が確保できるようにしておく**

●参考文献

1）阿南英明．診断と治療．2017;105:430-4.
2）厚生労働省DMAT事務局「DMATとは」（http://www.dmat.jp/dmat/dmat.html）
3）日本医師会「災害医療対策について」（https://www.med.or.jp/doctor/sien/s_sien/002049.html）
4）日本赤十字社「国内災害救護とは」（http://www.jrc.or.jp/activity/saigai/about/）
5）日本赤十字社「災害時のこころのケア」（http://www.jrc.or.jp/vcms_lf/care2.pdf）
6）厚生労働省「災害時健康危機管理支援チームについて DHEATとは？」（https://www.mhlw.go.jp/file/05-Shingikai-10901000-Kenkoukyoku-Soumuka/0000131931.pdf）

# 災害時に優先すること「CSCA」って？

**AIM**

- 災害・多数傷病者対応で優先すべき「CSCA」について知る

**CASE**

ある平日の午後、あなたが勤務する病院の近隣にある工場で、大きな事故が起きたとの一報が入った。数百人が働く工場であり、化学物質も扱っているという。警察・消防が現場に駆けつけているが、詳細はまだ分からない。

皆さん、このCASEに遭遇したら何を考えますか。事故の詳細は不明ですが、多数傷病者の発生が十分に予想される情報です。まずは「災害だ！」と気付いて、災害対応の“スイッチ”を入れることが必要となります。

災害には大きく分けて、自然災害と人為災害があります。代表的な自然災害は地震、台風、津波などです。一方、人為災害には火災、爆発、建造物崩壊、航空機や鉄道を含む交通事故などがあります。大勢の人が集まる大規模イベント（mass gathering）では、火災や交通事故に加え、多数の人が連鎖的に転倒したことによる外傷、集団での熱中症、テロなど多数傷病者事故（mass casualty incident）が発生する恐れもあります。CASEのような多数傷病者事故も局所災害であり、災害医療の知識・対応が必要です。

さて、災害対応で最初にすべきことは何でしょうか。多数の傷病者が搬送される可能性が高いのでトリアージの準備が必要？ 重症な外傷患者がいるだろうから、救急外来の受け入れと一緒に手術室も手配するべき？ もちろんそれらも重要ですが、災害初期における現場対応の優先事項・優先順位として「CSCATTT」を知っておきましょう。



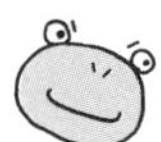

## 災害初期の合言葉「CSCATTT」

「CSCATTT」表1は、英国で開発された多数傷病者事故に対する医療対応を教育するためのコース（MIMMS；Major Incident Medical Management and Support）で提唱され、日本の災害派遣医療チーム（DMAT；Disaster Medical Assistance Team）でも採用されています。DMAT隊員の皆さんには聞き慣れた、あるいは当然の概念かと思いますが、それ以外の皆さんにもぜひ知っていただきたい合言葉（＝災害・大規模事故への体系的な医療対応の原則）です。

「CSCATTT」の中でも、後半の「TTT」、すなわちトリアージ・治療・搬送はイメージしやすいのではないでしょうか。ただし、災害医療体制の確立のために最優先すべき項目は「CSCA」で、「CSCAなくしてTTTなし」といわれますので、しっかり押さえていきましょう。

**表1 災害初期における現場対応の優先事項と優先順位「CSCATTT」**

| | | |
|---|---|---|
| C | Command and Control | 指揮と統制 |
| S | Safety | 安全 |
| C | Communication | 情報伝達 |
| A | Assessment | 評価 |
| T | Triage | トリアージ |
| T | Treatment | 治療・処置 |
| T | Transport | 搬送 |

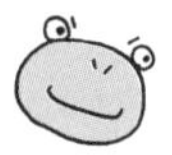

## Command and Control（指揮と統制）

災害対応において第一に行うべきことは、トリアージでも緊急治療でもなく、Command and Control（指揮と統制）の確立です。どのような状況においても組織が有効に機能するためには指揮命令系統を持たなければなりません。これは、円滑な活動のために最優先されるべきことです。

災害の現場では、消防、警察、医療機関などの複数の機関が協力して活動しますが、それぞれの組織内における縦の命令系統がCommand（指揮）です。一方、関係機関の横の権限構成をControl（統制）と呼びます。

病院の場合は、災害対策本部長（通常は病院長が担うでしょう）が指揮を執り、本部長の下に、「本部の診療統括者」→「救急外来リーダー」→「（診療に当たる）救急外来スタッフ」といった縦の指揮命令系統を確立します。本部にはほかにも「入院調整」「情報収集・発信」「インフラ・医療資源」などの統括者を置き、それぞれが横の連携を取ることになります。

指揮系統のない集団は烏合の衆です。各自が勝手な判断で診療を始めたら、パニックが起こることは想像に難くありません。例えば、先に運ばれてきた軽傷患者の治療を始めてしまい、緊急度の高い患者のエリアに医者が誰もいない……というようなことが起こり得ます。上述したCommand and Controlが緊急時に直ちに立ち上げられるよう、平時からの計画と訓練が必要です。

なお、どの規模の災害で対策本部を立ち上げるかについては、各病院で基準を定めていると思います。皆様の施設でも大規模災害時の対応マニュアルを作成されていると思いますので、ぜひこの機会にご確認ください。

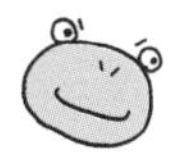

## Safety（安全）

2つ目のSafety（安全）は、さらに3つのSに分かれます。

### ① Self（救助者）

災害時には救助者自身の安全を第一に考える必要があります。現場に出動するとなれば、ふさわしい個人防護具（服装やヘルメット、ゴーグル、手袋など）が必要なのは当然ですが、医療機関内でも安全確保が問題となり得ます。

地震などの自然災害で病院そのものが被災した場合、床に医療機器や薬品、ガラスなどが散乱し危険な環境となっている可能性があります。平時では当たり前の標準予防策も、災害時には医療資源が不足したり、多数傷病者を受け入れる混乱に影響されて、十分に行えないかもしれません。

今回のCASEのように、化学物質に汚染された可能性のある患者を受け入れる場合、有害な化学物質に対する適切な個人装備や除染が行われなければ、医療従事者の二次被害が生じ、救急外来や病院が汚染されることになります。

### ② Scene／Situation（現場・医療機関の構造物・ライフライン）

病院が被災した場合、そもそも診療継続が可能なのか、余震で全壊する危険はないのかという判断を迫られます（実際に、医療者がそれを判断することは困難ですので、専門家の早急な判断や事前の建築物の評価が必要です）。医療機関は電力・水・ガスなどに高度に依存した組織です。ライフラインが途絶すれば、機能は著しく低下し、診療を継続することが不可能になるかもしれません。

### ③ Survivor（傷病者）

構造物としての安全性、ライフラインの安全性が確保されなければ、医療は提供できません。職員の安全が確保され、医療機関のライフライン・安全が確認されて、初めて診療や災害患者の受け入れができます。院内が危険であると判断されれば、直ちに全員避難という選択をする必要が出てくるかもしれません。

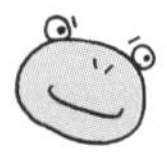

# Communication（情報伝達）

Communication（情報伝達）がままならなければ、本部から現場への命令を伝えることもできず、第1段階のCommand and Controlが成り立たないことになります。正しい判断のためには、いかに必要な情報を正確に収集し、的確に伝えるかが重要です。災害時の対応に失敗する原因のうち、最も多いのは情報伝達の不備とされ、その原因は以下の3つに分けられます。

## ① 情報の量と正確性の欠如

災害が起きた直後に得られる情報は少なく、正確でない可能性も大いにあります。患者を受け入れる場合も、どのような災害規模なのか、果たして何人の患者がやって来るのか、発災直後には分からないでしょう。不十分・不正確な情報に基づいて行動すれば、パニックを生じたり、現場活動が危険なものになったりします。一方、発災から時間がたつにつれ、集まってくる情報は多岐にわたり、内容が矛盾することも珍しくありません。情報の時間、発信元、受信者を明らかにし、得た情報を本部で集約してその精度を高めた上で伝達することは、組織活動の効率を向上させます。

情報の記録や共有に有用なツールの1つにクロノロジー（通称クロノロ）があります **表2**。このような情報をホワイトボードや紙に書いて掲示することで、本部に入った情報を時間に沿って記録し、問題点や方針を共有することができます。**図1** はある災害訓練の1コマです。ホワイトボードに経時的に情報を記録している様子が分かると思います。

## ② 情報伝達手段の誤り

医療機関が被災した場合には、院内のPHSや携帯電話をはじめ、平時に頻用している情報通信手段が使えない可能性があります。医療機関が無事であっても、混乱した状況の中、電話や無線で大量の情報、聞き取りにくい情報を正確に伝えるのは難しいでしょう。

**表2** クロノロの例

| 時刻 | 発信元 | 受信者 | 内容 |
|---|---|---|---|
| 14:00 | 指令センター | 救急科 A医師 | B工場で事故があった（詳細不明）<br>数百人が働く工場で、多数傷病者の恐れあり |
| 14:10 | 指令センター | 救急科 A医師 | 少なくとも20人以上の搬送が必要な見込み |
| 14:15<br>・<br>・<br>・<br>・ | 病院長 | | 災害対応とすることを決定<br>対策本部設置を宣言<br>・<br>・<br>・ |

**図1** 災害訓練の様子

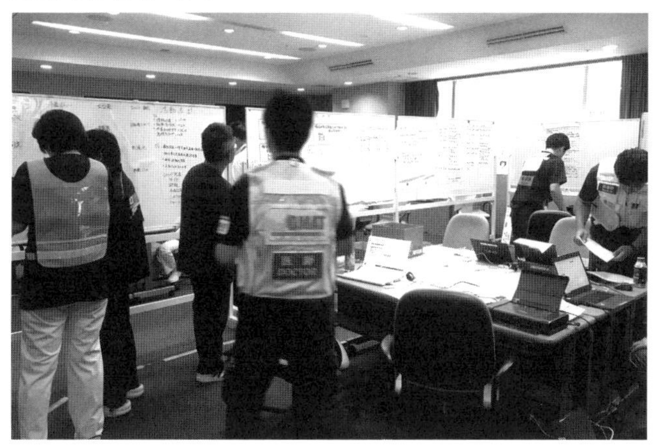

衛星携帯電話、防災無線、トランシーバー、データ通信など複数の代替手段を持ち合わせていることが不可欠ですし、メモを活用する、直接伝令するなど、1つの連絡手段に固執しないことも大切です。

### ③ 情報の確認不足

情報伝達時に確認方法が確立されていないことも、情報伝達がうまくいかない要因の1つです。復唱、読み返し、クローズド・ループ・コミュニケーションなどは、コミュニケーションエラーを減らすために必要です。記録の欠如・不備をなくすために、情報伝達のひな型をあらかじめ作成し、必要な伝達項目を分かりやすくしておくといった備えも有効と考えられます。

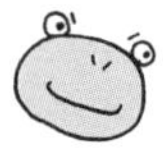

## Assessment（評価）

集められた情報を分析し、活動方針・活動計画を立案し、実行することです。病院での傷病者受け入れにおけるAssessment（評価）の例としては、災害対策本部に集約された情報を基に、「どれくらいの人数、重症度の患者に対応できるか判断し受け入れる」「受け入れ場所（例えば救急外来）のレイアウトは適切かを考え修正する」「スタッフは足りているかを評価し、足りなければ応援を呼ぶ」などが考えられます。

さらに災害時は状況が刻々と変化するので、情報収集を徹底した上で、「実行した活動に改善点がないか再評価→活動方針・計画を修正→実行→再評価……」というサイクルを続けることが重要です。　（後藤 緑）

**POINT**

- **災害医療体制確立のための最優先事項は「CSCA」**

  C（Command and Control：指揮と統制）
  S（Safety：安全）
  C（Communication：情報伝達）
  A（Assessment：評価）

●参考文献

1）日本集団災害医学会 DMAT改訂版編集委員会「改訂第2版DMAT標準テキスト」（へるす出版、2015）

2）MIMMS日本委員会「MIMMS 大事故災害への医療対応－現場活動における実践的アプローチ 第3版」（永井書店、2013）

# 災害時のトリアージを知っておこう



**AIM**

- 災害時のトリアージの目的を理解する
- 1次・2次トリアージの方法を知る

**CASE**

救急外来で当直中、勤務する病院近くの幹線道路で、バスを巻き込む多重事故が発生し、負傷者が30人ほど発生していると消防から連絡が入った。病院では災害対策本部を立ち上げて多くの患者を受け入れることになり、あなたはトリアージ担当に指名された。

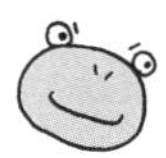

## トリアージとは

ERでは通常、全ての患者に最善の医療を施せるようにスタッフや物が配置されています。ところが、災害や事故などでは、多数の患者が同時に発生し、それらの患者が一斉に病院へ押し寄せます。通常時のように問診、診察、検査とやっていては、適切な処置をすれば助かる人の治療が遅れてしまうかもしれません。そこで、重症度・緊急度を短時間で把握して診療の優先順位をつける必要があります。これを「トリアージ」といいます。

トリアージは患者を4つに区分するのが一般的です。治療の優先順位が高い方から赤、黄、緑、黒となります **表1** [1)]。黒は既に死亡しているか救命

**表1** トリアージ区分

| 色 | 優先順位 | 状態 |
|---|---|---|
| 赤 | 1 | バイタルサイン異常あり、生命を救うために直ちに処置を必要とするもの |
| 黄 | 2 | 基本的にバイタルサインは安定していて、多少治療が遅れても生命の危険がないもの |
| 緑 | 3 | 平時であれば外来処置で済むもの |
| 黒 | 4 | 既に死亡しているもの、または平時でも救命の可能性のないもの |

の可能性がないケースで、災害時は限られた資源を救命可能な患者に向けるために、心肺蘇生術を行わないこともあります。

トリアージはまず、現場から始まります。患者を現場から搬出する順位の決定や応急処置の優先順位を決めるために、トリアージが使われるのです。トリアージの方法には、簡便な1次トリアージと詳細な2次トリアージがあり、傷病者数と人的資源のバランスでどちらを使うかを判断します。トリアージをした患者にはトリアージタグ **図1** が付けられ、患者の個人情報、受傷部位、トリアージ区分などが分かるようになっています。患者の状態は刻々と変化するので、トリアージは繰り返して行います。

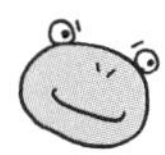

## 1次トリアージ

1次トリアージは、多数の傷病者に対応しなければならず、どの区分に何人いるのかを短時間で大まかにでも知りたい場合に使います。バイタルサインと意識の評価のみの簡便な方法で、国内ではSTART (Simple Triage And Rapid Treatment) 法が標準的な方法です **図2** [2)]。

まず、自力で歩ける傷病者を「緑」と判定します。残った傷病者を呼吸、橈骨動脈触知、従命反応の順に評価し、異常があれば「赤」と判定してそ

**図1** トリアージタグ（カラー写真は巻末参照）

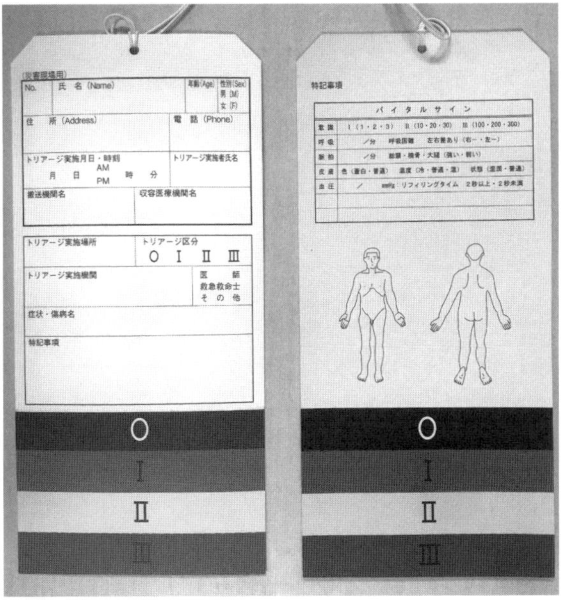

れ以上の評価は行いません。30秒もかからず判定でき簡便ですが、その分精度は低くなります。例えば、不安で頻呼吸になっている傷病者の医学的な緊急性は厳密に判定すれば「赤」にはなりませんが、START法では「赤」と判定されてしまいます。

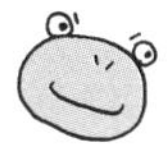

## 2次トリアージ

2次トリアージは、現場救護所や病院などで行う、1次トリアージより精度を上げた詳細なトリアージで、PAT（Physiological and Anatomical Triage）法を使います。（1）生理学的評価、（2）解剖学的評価、（3）受傷機転、（4）災害時要援護者——の順に評価します。まずは意識とバイタルサインから生理学的に評価し、次に全身を頭部から四肢まで視診・触診

**図2** START法

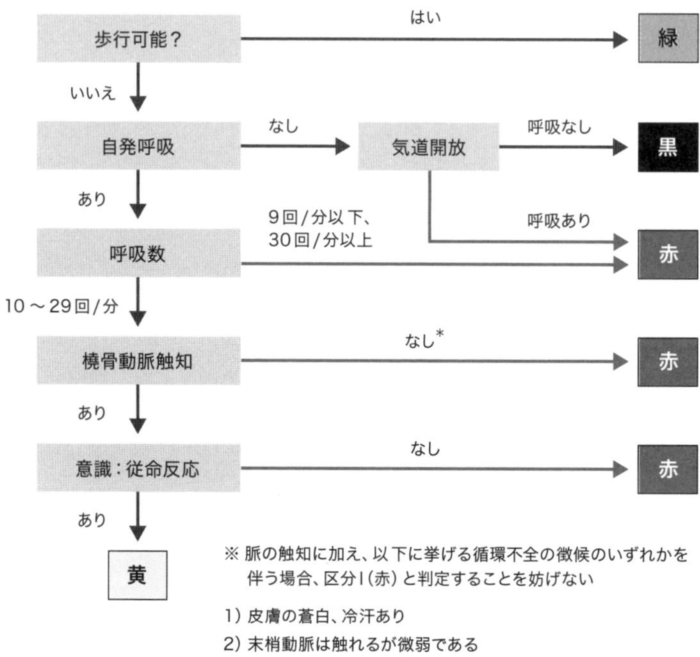


（胸部は聴診も）して解剖学的に評価します。**表2** に該当する病態を1つでも疑えば「赤」と判定します。

赤の病態は多いですが、「外傷初期診療ガイドラインJATEC」のsecondary surveyに沿って診察すればほぼカバーできます。赤には圧挫症候群も含まれるので、受傷機転の確認も忘れないようにしましょう。生理学的・解剖学的評価で赤に該当する状態がなく、そのままであれば「緑」と判定する場合でも、受傷機転や災害時要援護者を考慮に入れて、「黄」と判定することもあります **表3**。PAT法の項目を全部覚えるのは難しいので、早見表をラミネート加工したりして掲示しておき、必要時にすぐに参照できるようにしておくとよいでしょう。

**表2** 生理学的・解剖学的評価

| 第1段階：生理学的評価 | 第2段階：解剖学的評価 |
|---|---|
| **意識**：JCS 2桁以上、GCS 8以下<br>**呼吸**：9回/分以下または30回/分以上<br>**脈拍**：120回/分以上または50回/分未満<br>**血圧**：収縮期血圧90mmHg未満または200mmHg以上<br>**SpO**$_2$：90%未満<br>**その他**：ショック症状、低体温（35℃以下） | **頭部**：（開放性）頭蓋骨骨折、頭蓋底骨折、顔面・気道熱傷<br>**胸部**：緊張性気胸、気管・気道損傷、心タンポナーデ、気胸、血胸、フレイルチェスト、開放性気胸<br>**腹部**：腹腔内出血、腹部臓器損傷<br>**その他**：骨盤骨折、両側大腿骨骨折、頸椎損傷（四肢麻痺）、デグロービング損傷、圧挫症候群、重要臓器・大血管損傷に至る穿通性外傷、専門医の治療を要する切断肢、専門医の治療を要する重症熱傷 |

いずれかに該当すれば緊急治療群 赤

**表3** 受傷機転、災害時要援護者（一見軽症のようであっても黄の判定を考慮）

| 受傷機転 | 災害時要援護者 |
|---|---|
| ・体幹部の挟圧<br>・1肢以上の挟圧（4時間以上）<br>・爆発　・高所墜落<br>・異常温度環境　・有毒ガス発生<br>・汚染（核・生物・化学災害） | ・女性　・高齢者　・子ども<br>・旅行者　・障害者　・妊婦<br>・患者　・貧困者 |

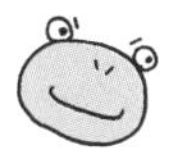

## 病院でのトリアージ

トリアージは病院の入り口でも行うことがあります。傷病者が現場から直接来院した場合や、現場では1次トリアージしか行っていない場合などです。病院でのトリアージの目的は、多くの傷病者の中から、緊急手術や集中治療の必要性、入院の必要性を短時間で判断することにあり、院内の人的・物的資源を適切に分配することが可能になります。また、「黒」と判定された傷病者を静かな場所に安置し、家族への精神的なケアをする必要もあります。どこでトリアージをするのか、赤・黄・緑・黒の傷病者を、それぞれ院内のどこのエリアで診療するのか、災害対策マニュアルを確認しておきましょう。　（近藤 貴士郎）

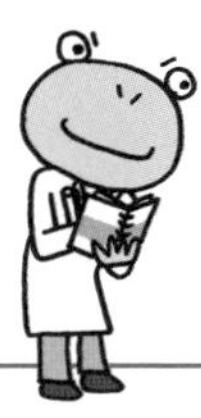

**POINT**

- 2次トリアージの手順を理解しておく
- 病院の災害対策マニュアルを読んでおく

●参考文献

1）日本救急医学会「改訂第5版 救急診療指針」（へるす出版、2018）
2）日本集団災害医学会「改訂第2版 DMAT標準テキスト」（へるす出版、2015）

# 災害被災者・支援者の心を守るには？



**AIM**

- **災害発生時の心の変化を知る**
- **被災者への関わり方の心構えを知る**
- **支援者自身のストレスへの対処法を知る**

災害は突然発生し、誰でも被災者となる可能性があります。ER Tips 47にもあるように、災害時には災害派遣医療チーム（DMAT；Disaster Medical Assistance Team）をはじめ様々な医療チームが被災地で活動しますが、大災害となれば、一般の医療機関でも被災者を診療することがあるでしょうし、スタッフやボランティアとして、支援活動に参加することがあるかもしれません。医師（もしくは医療従事者）であるあなたが、負傷者が発生した災害や事故の現場に居合わせることもあるでしょう。大切な人を亡くしたばかりの人に、医療者として関わることになる可能性もあります。

こうしたことを踏まえ、災害時には深刻な精神的苦痛やストレスを抱える人に対してどのような行動を取るべきか、心構えを知っておく必要があります。ここでは、被災者・支援者双方における災害時の心理状態と心のケアについて紹介します。

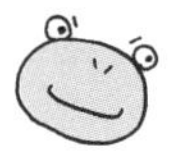

## 被災者の心理状態

災害が起きた際の被災者の心理状態は、時間によって**表1**[1)]のように

**表1** 災害が起きた際の被災者の心理状態

| | 期間 | 心理状態 |
|---|---|---|
| **ぼうぜん自失期** | 災害発生後数時間〜数日 | ショックが大きく抑うつ的になる |
| **ハネムーン期** | 数日後〜数週間または数カ月 | ハイテンションで元気に見える場合もある |
| **幻滅期** | 数週間〜数年 | 無力感に襲われることが多い |

変化します。まず、ぼうぜん自失期（災害発生後数時間〜数日）は、ショックが大きく抑うつ的になり、続くハネムーン期（数日後〜数週間または数カ月）では、いつもよりもハイテンションで元気に見える場合もあります。しかし、幻滅期（数週間〜数年）になると、被災者は無力感に襲われることが多いといわれています。

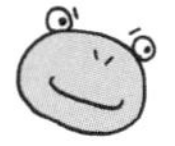

## 支援を行う際の心構え

支援を行う際の心構えとして大事なことは、「被災者の安全、尊厳、権利を尊重する」ことです。相手をさらに傷つけることがないように、誤った情報を伝える、無理に話をさせる、聞いた話を別の人に話す、相手の行動などから「こういう人だ」と決めつける——といったことはしてはいけません[1)]。

精神や心理の専門家ではない立場で被災者の方と関わる際の原則は「見る」「聞く」「つなげる」である、と国際的に広く用いられている世界保健機関（WHO）版の心理的応急処置（PFA；Psychological First Aid）に記載されています[2)]。この原則に沿って、災害時の心のケアのポイントをまとめます。

### ① 見る

まず、現場の状況を評価します。大きなショックを受けている人、子どもや健康状態に配慮が必要な人、身体障害や精神障害のある人など特別な配慮が必要な人がいないかを確認します。

**② 聞く**

自己紹介や災害の状況説明を行った後は、被災者の訴えを傾聴します。体験したことや現在のつらさを丁寧に聞き、「大変な経験をされたのですね」など、ねぎらいの言葉を掛けます。無理に話を聞き出そうとする必要はありません。励ましの声掛けは、ストレスが蓄積した慢性期の被災者には逆効果ともなり得ますが、超急性期には被災者を元気づけ、力を与える効果があるともいわれます。

被災者の中には「このように悲しんでいるのは自分の心が弱いから」と自分を責めていることがあります。そうした際は、「このような経験をした人ならば、誰にでも起こり得る無理もない反応です」と伝えることが、被災者の安心につながります。しかしながら、心の奥に立ち入りすぎない配慮も必要です。あまりにも大きなショックを受けた場合、本心とは裏腹に、何事もなかったかのように振る舞う場合もあり、黙ってそばにいるだけでよいという場合もあります。

**③ つなげる**

被災地には精神保健の支援チームが組織されている場合があります。混乱状態にあるなど、自分では対応が困難だと考える場合は、精神科医などの専門家へ適切につなげましょう。

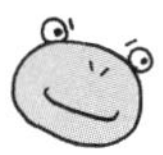

## 支援者自身のメンタルケア

特殊な状況で支援者に起こるストレスを「惨事ストレス」といいます。惨事ストレスが起こりやすい状況として、悲惨な状態の遺体や子どもの遺体を扱う、支援者本人が被災者である、被災者が肉親や知り合いである、支援に対し十分な成果が上げられない、活動中に同僚や自分が危険な目に遭う——といったことが知られています[1)]。これらのストレスには、活動前、

**表2** 支援者自身のストレスへの対処法

| | |
|---|---|
| 活動前 | ● 情報収集や心の準備をする |
| 活動中 | ● 業務の目的を明確にして優先順位を付ける<br>● チーム内でのコミュニケーションを密にする<br>● 生活のペースを維持し、気分転換の工夫をすることで自分の心の変化に気付く |
| 活動後 | ● 気持ちの上でも被災地から距離を置き、リラックスして過ごす<br>● 心を許せる人に自身の経験や思いを話す |

活動中、活動後とフェーズに合わせてそれぞれの対処法が挙げられます **表2**[1,3]。

支援者に起こり得る心身の反応としては、気分が高ぶりイライラしたり、現実感がなくなるような心の変化、不眠・動悸・立ちくらみといった体の変化、思考力や集中力の低下や業務への過度の没頭などの業務への影響、飲酒・喫煙の量が増えるといった行動への影響があります[3]。支援者も被災者と同様に被害を受けていることを自覚し、これらの変化が自分自身や同僚に起きていないか注意することが重要です。（花木 奈央）

**POINT**

- **被災者の心理状態は災害発生からの経過時間によって変化する**
- **被災者への関わり方の心構えは、見る・聞く・つなげる**
- **支援者自身もストレスにさらされる。ただし、ストレスを感じやすい状況や対処法が知られている**

●参考文献

1）村上典子. 診断と治療. 2017;105:87-92.

2）WHO「心理的応急処置（サイコロジカル・ファーストエイド：PFA）フィールド・ガイド」

3）ストレス災害時こころの情報支援センター「災害救援者メンタルヘルス・マニュアル」(https://saigai-kokoro.ncnp.go.jp/document/medical_personnel02.html)

Column

# 私のCOVID-19対策

**森川 美樹**（順天堂大学医学部附属浦安病院救急診療科）
**後藤　縁**（名古屋大学医学部附属病院救急科）

COVID-19対応に追われる中、重要なのは医療従事者自身のケアです。自分自身が健康でなければ診療を続けていくことはできません。そのために、何に気を配るべきかここでポイントを挙げていきたいと思います。

## 安全管理

COVID-19対応で重要なのは、まず第一に私たちの安全です。安全が確保されていなければ何事も行うことはできません。COVID-19対応には接触・飛沫予防策が必要ですが、エアロゾルが発生するような場面ではN95マスクなど空気予防策も要します。このように感染症対策は、まず感染源に対する正しい認識を持つこと、そしてそれに応じた適切な物品が必要です。そのためには、必要な場面で、適切な物品が利用できなくてはなりません。ご自身の職場において、以下の点がなされているか今一度確認してみましょう。

・手指消毒設備が必要な場所にある
・個人用保護具（PPE：ディスポ手袋、マスク、ガウンなど）が必要な場所にある
・PPEの備蓄が把握され、適正に管理・補充されている
・PPEの正しい使用について研修をし、使用を励行している

また、院内で使用する聴診器、IDカード、ペン、電話、パソコンのキーボードなどは消毒が見逃されがちなので気を付けましょう。実際に、診療データを入力するためのキーボードを経由してスタッフのクラスターが発生したと考えられている医療機関もあります。

家庭への持ち込みを防ぐために、院内のユニフォームも自宅に持ち込まないようにしましょう。病院を出る前にシャワーを浴びて帰るのもよいでしょう。

医療従事者が基礎疾患を患っていたり妊娠している場合は、リスクが高いことから発熱や呼吸苦を訴える患者の診療の最前線には立たせず、他の業務を担当してもらいましょう。

## メンタルケア

COVID-19対応でのリスクとして心理・社会的要因も大きく関わってきます。医療従事者は、「自分が発症するのではないか」「感染を媒介してしまうのではないか」「濃厚接触者であるとして風評被害を受ける」などの不安にさらされており、十分な対策が必要といえます。何に対して不安や恐怖を抱いているのかをリストアップし、それらを受け入れましょう。そしてできればメンターやバディーをつくり、職場でのサポート環境を整備しましょう。そして、今、自分ができることに集中しましょう。また、自分自身をしっかり充電することも必要です。勤務外は外の空気を吸ったり、家族・友人に連絡を取ったり、COVID-19について考えない時間をつくりましょう。信頼できる情報源からニュースを取り入れ、余分なストレスを増やさないためにSNSのチェックやスクリーンタイムを制限するのも1つの方法です。

## セルフケア

自身の免疫力を高めるためにも、適切な食事・睡眠、また適度な運動を心掛けましょう。


●参考文献

1）EM Alliance「Essential for us～安全対策～」
（https://www.emalliance.org/emaforus/essential/facility/safety_management）

2）EM Alliance「COVID-19に対するwellness actionポスター」
（https://www.emalliance.org/covid/wellness_action）

# 第9章

# その他のER Tips

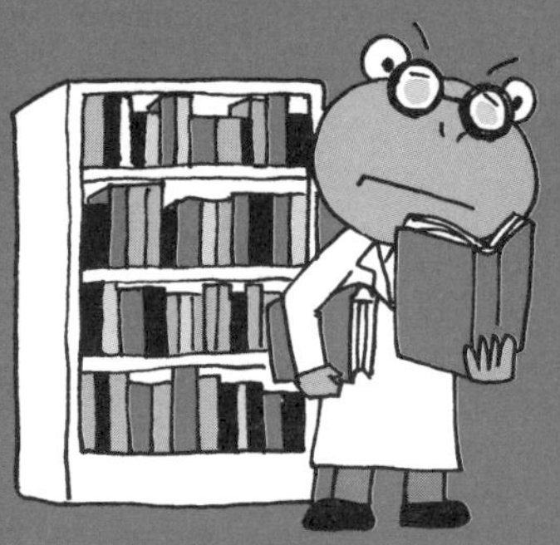

# 帰宅？ それとも入院？<br>救急外来でのdisposition

AIM

- 救急外来でのdispositionに関する大原則を知る
- 救急外来を受診した患者のdispositionの決定を実践してみる

「disposition」という言葉を聞いたことがありますか。「処分」とか「配置」という意味の単語で、外来診療中に使用した場合には、患者を入院させるのか、ホールディングで数時間経過観察するのか、帰宅させるのかについての判断のことを指します。救急外来では、患者1人当たりの診療に割ける時間が少ないため、dispositionに悩むことが多いと思います。

dispositionは、患者の転帰はもちろん、救急外来のベッドコントロールにも関わるためとても重要です。目の前で診療している患者のベッドを可能な限り早く空けて、次に来院してくる患者に備える必要があります。

SAEM（Society for Academic Emergency Medicine）という米国の救急学会のウェブサイトには、dispositionについて次のように記載されています。「良い救急医は、患者の診察を開始する前から、鑑別診断や治療法だけでなく、dispositionについても考えている」。皆さんも「良い救急医」を目指して、dispositionの理解を深めていきましょう。

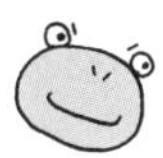

# 救急外来でのdispositionの決め方



診断が確定している場合と確定していない場合に分けて説明します。

### ① 診断が確定している場合

この場合は比較的シンプルです。病気に対する知識がある程度あれば、dispositionに悩むことはそれほどないと思います。入院治療が必須の疾患、例えば髄膜炎や急性膵炎と診断した患者を帰宅させることはないですよね。重症度によって外来治療か入院治療かを決める疾患もあります。市中肺炎（CAP）がそれに当たりますが、A-DROPやCURB-65などの重症度スコアを知っておけば、dispositionを決める助けになります。

一方、診断をした初療医は入院が必要と考えていても、コンサルトした専門医が外来フォローで問題ないと判断する場合があるかもしれません。専門医の判断は尊重しつつも、バイタルサインに異常があったり、その病気の影響で自宅での生活や外来通院に支障を来したりすることが予想されれば、そのことを専門医に伝えましょう。帰宅させることに懸念がある場合、専門医と相談して、入院や他の病院への転院を検討しなければなりません。目の前にいる患者が「自宅や入所している施設に帰った時に大丈夫であろうか?」と想像してみてください。

### ② 診断が確定していない場合

先ほどの診断が確定している場合と比べて、難しいと感じる先生が多いかもしれません。しかし、原則を知っていればそれほど難しくはありません。図1の項目のうち、1つでもクリアできないものがあったら、基本的に入院とする方が安全という原則です。

1つ目の項目については、症候ごとに致死的な疾患を全て想定しておく必要がありますので、救急のマニュアル本などを参考にしてください。迷った際には、先ほども記載しましたが、目の前にいる患者が「自宅や入所してい

**図1 dispositionの判断項目**

- 致死的な疾患が除外されている、もしくは鑑別として考慮されている
- バイタルサイン（特に意識、血圧、呼吸数、$SpO_2$）に異常がない
- 症状が改善傾向にある
- 何かあった場合に患者が医療機関へ容易にアクセスできる
- 家族もしくは訪問介護などの社会的な支援を受けることができる
- 帰宅で経過を見ることへの本人・家族の同意が得られている

る施設に帰った時に大丈夫であろうか?」と想像してみてください。何か懸念点があれば帰してはいけません。

もちろん、上記の原則通りに入院させていては、院内のベッド数が追いつかない可能性が高いので、経過観察だけでよい場合には、療養型の病院への転院も検討しましょう。また、単に経過観察するだけでなく、例えば急性冠症候群疑いの場合には、循環器内科の先生の指示で、血液検査・心電図検査のフォローを行います。

診断が確定していない場合に最も回避したいことは、実は致死的な疾患のサインが隠されていたのに、初療医が気付かずに帰してしまうことです。診断が確定していない場合に帰宅させる場合には、必ず上級医、可能なら救急医に報告するようにしてください。

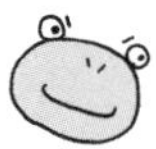

## dispositionの実践！

dispositionの大原則を学んだところで、実践してみましょう。これから救急外来を受診した2例を提示します。そのdispositionについて考えてみてください。

## CASE 1

80代女性。介護を要する夫と2人暮らし。昨日自宅で転倒してから右大腿部痛が持続し、今日から動けなくなったため救急要請。近くに住む長女と共に救急車で来院した。当初は右大腿骨頸部骨折が疑われたが、レントゲンの結果、右恥骨骨折と診断した。バイタルサイン、血液検査は異常がなかった。整形外科にコンサルトしたところ、手術適応はなく、疼痛の範囲内で歩行は問題ないため、入院は不要との判断であった。本人も自宅にいる夫のことが気がかりで、できれば入院はしたくないと話している。

あなたはこの患者の初療医です。dispositionをどう決定しますか。

患者本人が帰宅したいと話していますし、鎮痛剤を処方し、帰宅とする先生もいるかもしれません。長女家族が同居していて、本人が自宅で1人になる時間帯がなければ、帰宅の方針もあり得ます。しかし、このCASE 1は介護を要する夫と2人暮らし。長女は仕事のため、一緒には暮らせないと話しています。また、免荷は不要といっても、昨日転倒し、今日には動けなくなっていることから、今後症状がどのように変化するかが読めない状況です。本人に十分に説明をした上で、入院を勧めるべきであると考えます。

入院に際して、夫にはショートステイを利用してもらう、他の家族に応援を頼むなどの配慮も必要になるでしょう。そのような状況を整形外科の先生に説明して、入院を受けてもらう、ベッド数が足りないのであれば、他科の先生に安静目的の入院を依頼することを考慮しましょう。日中であれば周辺の療養型病院への転院というのも1つの手段ですね。

## CASE 2

50代男性。高血圧症の既往と喫煙歴あり。仕事中の突然の心窩部痛を主訴に救急搬送された。来院時には痛みは著明で、頻脈・頻呼吸も認めたが、アセトアミノフェンの静注を行い、徐々に痛みは改善し、頻脈・頻呼吸も改善した。血液検査や心電図で異常はなく、造影CTでも腹水や大動脈解離、free airなどの異常所見はなかった。血液ガスでは乳酸の軽度上昇を認めた。本人は仕事が忙しいし、痛みもほとんど消失したため、早く帰宅したいと話している。

あなたはこの患者の初療医です。dispositionをどう決定しますか。

急性腹症の鑑別として想定した疾患は、造影CTで否定的でした。バイタルサインは安定しており、症状も改善傾向、年齢や日常生活動作（ADL）を考えると自力での病院受診は可能と思われます。このようなとき、原因ははっきりとしませんが、帰宅とする先生もいるかもしれません。しかし、突然発症の心窩部痛で、疼痛も完全には消失していないこと、高血圧症や喫煙歴から血管リスクも高いことから、入院して腹痛の症状をフォローしたり、造影CTの読影結果も踏まえて、追加の検査を検討すべきであると考えられます。

このCASE2 は、内科に入院する前に救急医がCTを再度チェックした結果、上腸間膜動脈解離と診断されました。そこで、心臓血管外科・外科・放射線科にコンサルトしたところ、心臓血管外科への入院に変更となり、今後の治療方針を検討することなりました。

繰り返しになりますが、図1で列挙したdispositionの判断項目の1つ目「致死的な疾患が除外されている、もしくは鑑別として考慮されている」については、知識や経験が浅い場合、その疾患が想起されていない可能性があります。このCASE 2も、初療医は上腸間膜動脈塞栓症についてはチェックしていましたが、上腸間膜動脈解離という疾患を知らなかったため、見逃してしまっていたのです。帰宅ではなく入院とする場合でも、上級医や救急医にしっかりと報告しておくことが大事です。

disposition の実践、いかがだったでしょうか。大原則を知った上で、個々の症例、個々の主訴によって、様々なポイントについて考える必要がありますね。これこそが、救急の難しさであり、面白さでもあると思います。

（竪 良太）

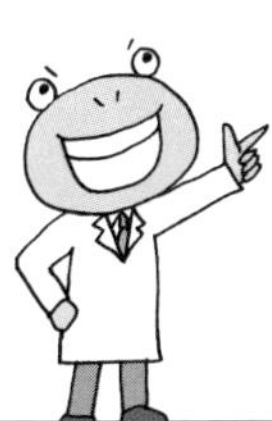

**POINT**

- 救急外来における disposition は、診断が確定している場合と確定していない場合に分けて考える
- 診断が確定している場合には、診断名や重症度スコアなどを参考に判断する
- 診断が確定していない場合には、6つの項目を基に判断する。帰宅させる場合には上級医や救急医に必ず報告を

●参考文献

1）加藤正哉「レジデントノート」5月号 Vol.14 No.3（羊土社、2012）

# 明日出合うかもしれない まれな疾患に気付くには

**AIM**

- **救急医学会で症例発表されるような、まれな救急疾患について知る**
- **実際の臨床現場でその疾患を想起できるようポイントを知る**

学会に参加すると、聞いたことのない疾患の症例発表を聞いて、「へー、病院に戻ったら上の先生や同僚に話してみよう」なんて思うこともあるでしょう。しかし、忙しい臨床現場に戻ると、いつの間にか学会で聞いた話を忘れてしまうことが多いのではないでしょうか。また抄録集は、学会前や学会中はよく見返しますが、学会が終わった途端に関心が薄れてしまうと思います。

出合う頻度は少なくても、学会でときどき発表されているような疾患は、いざ遭遇した時に想起できるぐらいにはしておきたいもの。ということで、ここでは「頻度は低いが明日出合うかもしれない救急疾患」をいくつか紹介します。

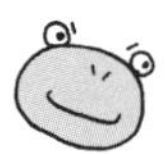

## まずは知っておきたい感染症

### ① Austrian症候群

肺炎球菌を起炎菌とする肺炎・髄膜炎・感染性心内膜炎の3つを合併した症候群で、1957年にRobert Austrianによって初めて報告されました。

リスクとしては、中年男性、アルコール多飲、肝機能障害、薬物乱用、妊娠、2型糖尿病、臓器移植後、脾摘後などが報告されています[1]。

Austrian症候群全体の死亡率は20%と高いとの報告や、弁置換が行われなかった場合の死亡率が60%であったのに対し、早期に弁置換を行った場合は32%であったとの報告があります[1,2]。

肺炎球菌性肺炎・髄膜炎の症例で、呼吸状態、肺野の陰影、髄液所見、髄膜刺激兆候などが改善しているにもかかわらず、微熱や炎症反応の再燃がある場合はAustrian症候群を疑い、心臓超音波検査を頻回に行いましょう。

### ② 侵襲性肝膿瘍症候群

*Klebsiella pneumoniae*は尿路感染症や肺炎の起炎菌として日常診療でよく遭遇する細菌の1種ですが、同菌によって1980年代より台湾を含む東アジアで報告されている疾患です。侵襲性肝膿瘍症候群は免疫不全のない健常者にも発症し、中枢神経感染症や眼内炎を伴い、しばしば神経障害や失明など重大な後遺症を残します。

病原性の強さはムコイド産生型の過粘稠性*Klebsiella pneumoniae*株との関連が示唆されており、過粘稠性に関しては通常の細菌検査室でも迅速に調べることができます。過粘稠性を調べる試験はstring testといわれ、血液寒天培地上のコロニーから粘糸が5mm以上伸びれば陽性とされます。最近の知見では糖尿病が発症のリスク因子かつ視力の予後不良因子として考えられています[3]。侵襲性肝膿瘍症候群ではありませんでしたが、過粘稠性*Klebsiella pneumoniae*による感染症に関しては筆者自身、実臨床で経験しました。

*Klebsiella pneumoniae*による肝膿瘍の症例では、string testにより過粘稠性をチェックし、陽性であれば、眼症状や神経学的所見の評価を

行います。異常を認めた際には外科的処置（脳室ドレナージや眼球摘出術）や中枢神経・硝子体への組織移行性を考慮した抗菌薬の選択が必要です。

### ③ 降下性壊死性縦隔炎（DNM；Descending Necrotizing Mediastinitis）

多くは食道穿孔や胸骨縦切開による心臓大血管手術後に起こります。縦隔炎の中でも特に重篤で致死率の高い、口咽頭膿瘍や頸部外傷などに伴う膿瘍が筋膜間隙に沿って縦隔に至る炎症性疾患です。感染が縦隔へ広がることにより胸膜炎、肺炎、膿胸、急性呼吸窮迫症候群（ARDS）、心膜炎、心タンポナーデへと進行していきます。

CTで診断がつけば、直ちに縦隔ドレナージを施行する必要がありますが、診断や縦隔ドレナージの遅延、不適切なドレナージが高い致死率に直結しています。原因疾患として最も多いのは歯原性（57％）で、咽後膿瘍（14%）、扁桃周囲膿瘍（11%）と続きます。リスクとしては糖尿病、肝硬変、heavy smoker、ステロイドや免疫抑制薬の投与などが挙げられます[4)]。

歯性および頸部感染症の症例で、胸部症状やリスクがある際には、たとえ胸部レントゲン写真が正常であっても、DNMを疑って頸胸部CTを撮像しましょう。

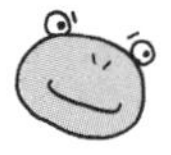

## 非感染症のまれな救急疾患

### ④ びまん性特発性骨増殖症（DISH；Diffuse Idiopathic Skeletal Hyperostosis／別名Forestier病）

DISHは骨に付着する靱帯や腱の骨化を来す原因不明の非炎症性の全

身性進行性疾患です。1950年にJacque Forestierが提唱した際は椎体に生じる骨化が主でしたが、1976年にResnickとNiwayamaが椎体のみならず全身に生じる疾患としてこの疾患を提唱し、定義が統一されました。とはいえ、多発部位は脊椎、特に頸椎や下位胸椎です。

糖尿病や肥満との関連が強く、代謝性の要素が多く関連している可能性が示唆されています。年齢とともに頻度が増加し、60歳の男性では18.8%、80歳の男性では32.1%に認められます[5]。多関節、四肢の疼痛、嚥下障害などの様々な症状を呈しますが、診断時は大半の患者が無症候で、偶然に発見されます。非常にまれですが、DISHにより急性の気道狭窄を来したという報告もあります[6,7]。

高齢者の急性気道狭窄の症例を見た場合はDISHを念頭に置きましょう。

### ⑤ Kounis症候群

1991年にアレルギー反応と胸痛が併発するallergic anginaとしてKounisとZavrasが報告し[8]、肥満細胞の活性化によりアレルギー反応と急性冠症候群が同時発生する病態と定義されています[9]。国内でも症例報告が散見されますが、広くは認知されておらず、見逃されている症例も多いと考えられています。

治療についてはアナフィラキシーと急性冠症候群に対する治療を並行して行う必要があります[10]。造影剤によってKounis症候群が起きている場合も検査・治療に原因物質の造影剤を使用せざるを得ない状況となります。筆者自身、実際に複数の学会で症例発表を聞き、印象的でした。

アナフィラキシーの症例ではKounis症候群を念頭に置いて、アナフィラキシーに対する治療後の胸部症状に注意しましょう。疑わしければ12誘導心電図を施行すべきです。

### ⑥ Ball valve症候群

1964年にHobbsらが最初に報告しました。胃内の腫瘍が十二指腸球部に脱出し、腹痛・嘔吐・食欲不振などを来す病態です。

Ball valve症候群を伴う症例は、伴わない症例と比較して腫瘤径が大きく、腫瘤の部位がより胃の近位側に多くなっています。また進行癌に併発することが多いことは、腫瘤が幽門輪に嵌頓しやすく、胃壁全体が十二指腸に引き込まれ、胃の変形を伴いやすいことを示唆します[11)]。十二指腸球部への脱出が解除されると、腹痛・嘔吐・食欲不振は消失するため、経過観察されてしまう可能性があります。

> **高齢者の繰り返す腹痛・嘔吐・食欲不振を見たら、Ball valve症候群を疑い、早期に上部内視鏡検査を検討しましょう。**

以上です。ほかにも取り上げることができなかった疾患は多くあります。皆さんも、抄録集に改めて目を通してみてはいかがでしょうか。（堅 良太）

●参考文献


1）AUSTRIAN R. AMA Arch Intern Med. 1957;99:539-44.

2）Velazquez C, et al. Int J Cardiol 2008;127:e36-8.

3）Siu LK, et al. Lancet Infect Dis 2012;12:881-7.

4）Brunelli A, et al. Arch Otolaryngol Head Neck Surg. 1996;122:1326-9.

5）Verlaan JJ, et al. Spine J. 2011;11:1058-67.

6）Dagher WI, et al. J Emerg Med. 2014;46:617-9.

7）Wang J, et al. Clin Med Insights Circ Respir Pulm Med 2011;5:81-5.

8）Kounis NG, Zavras GM. Br J Clin Pract 1991;45:121-8.

9）Nova Science Publishers, New York 2008;77-150.

10）Kounis NG, et al. Future Cardiol 2011;7:805-24.

11）林友樹, 他. 日本消化器外科学会雑誌. 2009;42:478-82.

# 知っておきたい診療ガイドライン

**AIM**

- **救急診療において知っておくべきガイドラインを知る**
- **ガイドラインの改訂や新規発行にアンテナを張れるようになる**

※ この内容は2021年1月時点のものです。掲載されているガイドラインの改訂版や新たなガイドラインが登場している可能性があります。

診療ガイドライン（以下、ガイドライン）といえば、皆さんはどのガイドラインを思い浮かべますか。初期研修医の先生にもなじみがあるのは、やはり「日本版敗血症診療ガイドライン」でしょうか。ちなみに、診療ガイドラインとは「Minds診療ガイドライン作成マニュアル2017」では、次のように定義されています。「診療上の重要度の高い医療行為について、エビデンスのシステマティックレビューとその総体評価、益と害のバランスなどを考慮して、患者と医療者の意思決定を支援するために最適と考えられる推奨を提示する文書」。

自分が研修医の頃はガイドラインに疎かったのですが、研修医を修了してからは、その存在を認識することが多くなりました。また、ここ数年は新しいガイドラインが多く出てきているように感じます。ここでは、救急診療において当然知っておくべきガイドラインから、知っているとよいかもしれないガイドラインまで幅広く紹介したいと思います。紹介するものの中には「ガイドライン」だけでなく、「指針」と呼ばれているものも一部含まれています。

### ●『日本版敗血症診療ガイドライン2020』

「日本版敗血症診療ガイドライン」は2012年に初めて作成され、この際は日本集中治療医学会が単独で作成していました。前回の2016年版からは、日本救急医学会と日本集中治療医学会が合同で作成しています。前回同様に敗血症の定義として米国集中治療医学会が新たに提唱した「Sepsis-3」を採用しています。2016年版は、欧米の集中治療関連の学会がまとめているSurviving Sepsis Campaign Guidelines 2016（SSCG2016）との違いとして、急性腎障害（AKI）、播種性血管内凝固症候群（DIC）、ICU-acquired weakness（ICU-AW）、集中治療後症候群（PICS）など日本独自の項目がいくつかありました。2020年版では新たに注目すべき4領域（神経集中治療、Patient-and Family-Centred Care、Sepsis Treatment System、ストレス潰瘍）を追加し、計22領域となっています。かなりボリュームのあるガイドラインですが、初期蘇生・循環作動薬の項は必読です。

### ●『急性胆管炎・胆嚢炎診療ガイドライン2018』

日本肝胆膵外科学会、日本腹部救急医学会、日本胆道学会、日本外科感染症学会の合同の作成です。国際的なガイドラインである「Tokyo Guidelines」の国内版です。

昨今、急性胆嚢炎に対する腹腔鏡手術が多くの施設で行われるようになりました。同ガイドラインでは、腹腔鏡手術の安全な実施を目指し、多くの臨床研究の結果を参考に、項の組み入れや適応基準の変更を行ったそう。「急性胆管炎診療バンドル」「急性胆嚢炎診療バンドル」も要チェックです。

### ●『急性膵炎診療ガイドライン2015』

日本腹部救急医学会、日本肝胆膵外科学会、日本膵臓学会、日本医学放射線学会の合同の作成です。2012年、急性膵炎の国際診断基準であるアトランタ分類が提唱されました。同ガイドラインは、この分類に従って、急性膵炎の局所合併症の定義・分類を大きく改訂しています。また、診療上の重要事項を時間経過ごとに列挙した「Pancreatitis Bundles 2015」が記載されており、チェックリストとして有用です。

### ●『細菌性髄膜炎診療ガイドライン2014』

日本神経治療学会、日本神経学会、日本神経感染症学会の合同の作成です。細菌性髄膜炎の診療では早期診断・早期治療が重要であり、少しでも疑ったら、積極的に髄液検査を行い、経験的な抗菌薬の投与を開始する必要があります。年齢や免疫状態、最近の外科的手術・手技（脳室シャントを含む）の既往の有無などに応じた抗菌薬の選択をまとめたフローチャートが記載されており、要チェックです。

抗菌薬の用量は髄膜炎doseが必要になります。投与のタイミングについて、ガイドラインに「早急に」と書かれていますが、現場では「敗血症で推奨される1時間以内の抗菌薬投与よりも急ぐ」という意味で「髄膜炎の抗菌薬投与は30分以内に」とよくいわれます。このように迅速な判断が求められる状況では、その量が記載されている点でも有用です。

### ●『成人肺炎診療ガイドライン2017』

日本呼吸器学会が作成したガイドラインです。これまで、肺炎診療のガイドラインは3種類存在していましたが（市中肺炎、院内肺炎、医療・介護関連肺炎）、これらを統合しました。

診療の流れとしては、まず成人肺炎を市中肺炎（CAP）かそれ以外かに分けます。CAPの場合は敗血症か否かということと、A-DROPという方法で重症度評価を行い、治療の場を決めます。敗血症であれば、基本的にはICUで治療を行います。院内肺炎、医療・介護関連肺炎の場合は、最初に終末期あるいは老衰などの不可逆的な死の過程にある患者を鑑別するプロセスが入ってきます。つまり、「治療しない」選択肢を示したということです。救急外来やICUにおいては、現在、終末期医療の在り方が議論されています。同ガイドラインは、その議論を先取りした画期的なガイドラインであるといえます。

### ●『急性・慢性心不全診療ガイドライン（2017年改訂版）』

日本循環器学会と日本心不全学会が合同で作成しました。従来は急性心不全と慢性心不全に分けて作成されていましたが、最新版では1つに統一されました。今後、心不全患者は増え続け、救急の現場でますます心不全患者に触れる機会が増加することが予想されるため、非循環器内科医でもチェックしておくべきガイドラインだと思います。

急性心筋梗塞の初期対応に関しては、時間軸を考えて治療を行っていると思いますが、急性心不全の初期対応も同様に時間軸を念頭に置いて治療に当たることが重要です。それを具体的に示した初期対応フローチャートが、同ガイドラインのポイントの1つです。心不全の病態の進展を時系列で示し、リスクやイベント、治療目標などを示した図も要チェックです。

### ●『急性腹症診療ガイドライン2015』

日本腹部救急医学会、日本医学放射線学会、日本プライマリ・ケア連合学会、日本産科婦人科学会、日本血管外科学会の合同の作成です。特筆すべき点は、従来の機械性イレウスはイレウスとは呼ばずに「腸閉塞」とし、従来の機能性イレウス（腸管麻痺）のみをイレウスと定義して海外にならった記載をしていることと、痛みの強さによらず鎮痛薬としてアセトアミノフェン静注の早期投与が推奨されていることです。病歴聴取、診察、検査、鑑別診断、初期治療に分けて詳細な記載がされており、2つのステップで緊急性の評価と鑑別疾患の絞り込みを行う診療アルゴリズムの記載もあります。日本産科婦人科学会が関与していることからも分かるように、産婦人科領域の疾患も含まれており、ガイドラインというより腹痛に関する網羅的な教科書としてチェックすべきだと思います。

### ●『JRC蘇生ガイドライン2015』

日本蘇生協議会が作成している心肺蘇生に関するガイドラインです。心拍再開（ROSC）後の体温管理療法に関して「32〜36℃を目標に少なくとも24時間維持する」というのが最新版で示された重要事項です。小児の心肺蘇生や急性冠症候群、心停止後症候群以外の脳神経蘇生に関する記載も要チェックです。

### ●『熱傷診療ガイドライン』（日本皮膚科学会、2017年）／『熱傷診療ガイドライン（改訂第2版）』（日本熱傷学会、2015年）

「熱傷診療ガイドライン」は、日本皮膚科学会と日本熱傷学会がそれぞれ作成しています。熱傷学会の方は広範囲・重症熱傷の急性期・集中治療を主な対象としているのに対し、皮膚科学会の方は軽症例も対象としています。初期輸液としては両者ともParkland法（乳酸リンゲル［4mL］×熱傷面積［%］×体重［kg］）を推奨していますが、最近問題となっている「fluid creep」（過剰輸液による弊害）も取り上げており、Advanced Burn Life Support（ABLS）2011の推奨（成人はおおむね乳酸リンゲル［2mL］×熱傷面積［%］×体重［kg］）も記載されています。

### ●『熱中症診療ガイドライン2015』

日本救急医学会が作成した熱中症のガイドラインです。暑い季節になると多くの熱中症患者を診療するのではないでしょうか？ 重症度の定義とそれぞれの重症度に応じたdispositionは重要事項です。まだ読んだことがない人はぜひチェックしてください。

### ●『脳卒中治療ガイドライン2015[追補2019]』

脳卒中治療ガイドラインは、日本脳卒中学会が2015年に発刊しましたが、その後脳梗塞領域で立て続けに新たなエビデンスが公表されました。そのため、約4年ごとの大改訂を待たず、高いエビデンスの治療を追加する取り組みが行われ、「脳卒中治療ガイドライン2015［追補2017］」、さらに2019年秋に「脳卒中治療ガイドライン2015［追補2019］」として公表されました。2015年版からの変化として重要なポイントは、「前方循環の主幹脳動脈（内頸動脈または中大脳動脈M1部）閉塞と診断され、画像診断などに基づく治療適応判定がなされた急性期脳梗塞に対し、アルテプラーゼ静注療法を含む内科治療に追加して、発症6時間以内にステントリトリーバーまたは血栓吸引カテーテルによる血管内治療（機械的血栓回収療法）を開始することが勧められる」となるなど、血栓溶解療法と血栓回収療法の適応が広がった点があります。

### ●『静注血栓溶解（rt-PA）療法適正治療指針　第三版（2019年）』

これは厳密にはガイドラインとは異なりますが、救急診療に携わる人は知っておく必要があるので挙げました。救急外来のコモンな疾患である脳梗塞に対し、超急性期の治療として行われるtPAの適応や注意点がまとまっています。日本脳卒中学会の脳卒中医療向上・社会保険委員会の作成です。最新版の改訂ポイントは、(1) これまで治療適応として発症からの経過時間が絶対視されてきたが、MRIの画像所見を用いておおよその発症時刻を推定し、適応を決め得るという選択肢が追加された、(2) 新薬の登場で事情が様変わりしつつある、抗凝固療法中の患者への適応が大幅に改変された、(3) 血管内治療に関するエビデンスの進歩に伴い、血管内治療の項が更新された――の3点です。この指針の内容は、「脳卒中治療ガイドライン2015［追補2019］」にも反映されています。

### ●『てんかん診療ガイドライン2018』

日本神経学会の作成です。前版からの変更点は、新規抗てんかん薬の出現に伴い、新規発症の部分てんかんに対する第一選択薬が増えたことや、てんかん重積状態の新しい定義が記載されたことです。てんかん重積状態の新定義は、2015年に国際抗てんかん連盟（ILAE）が発表したものを踏襲し、「痙攣発作が5分以上持続するもの」としました。治療開始からの時間によってステージを設定し、簡潔で分かりやすい表で治療法を提示した「てんかん重積状態の治療フローチャート」は要チェックです。

てんかん重積状態の第1段階で使用する薬剤として、上記フローチャートに登場するロラゼパムの静注製剤に関しては、ガイドラインが公表されたときは本邦で未承認でしたが、その後承認され、2019年2月に発売されました。ただし、第2段階で使用するレベチラセタムは、てんかん重積状態への保険適用がないため注意が必要です。

### ●『改訂第5版外傷初期診療ガイドライン』

「防ぎ得た外傷死亡をなくすために外傷初期診療を標準化させる」ことを目的として、日本外傷学会と日本救急医学会によって作成されました。これに準拠した教育コースとしてJATECがあります。こちらは、受講された方もいるのではないでしょうか？「JATECで指導する初期診療を引き継いで、チームとして質の高い根本的治療と患者管理を行える」ことを目標とする「外傷専門診療ガイドライン」も2014年に作成され、JATECとしてコースも開催されています。JATECをまだ受講していない方はぜひ受講を、既に受講した方はその際に購入したテキストの復習をおすすめします。

### ●『頭部外傷治療・管理のガイドライン第4版』

日本脳神経外科学会と日本脳神経外傷学会が作成したガイドラインで、2019年10月に改訂されたものです。近年では頭部外傷重症例が減少し、中等症・軽症例が増加していることを考慮して、ガイドラインの名前から前版までの「重症」という言葉が消えました。専門診療後の後療法や社会復帰支援との連携に着目し「早期リハビリテーション」、初期診療から頭部外傷専門診療への連携を重視し「凝固線溶系障害」「多発外傷」「外傷急性期の精神障害」の項が新設されました。病院到着までの救護からICU管理・手術適応まで記載があり、スポーツ頭部外傷、低髄圧症候群、外傷に伴う高次脳機能障害の項まで、頭部外傷に関する問題が網羅されています。

### ●『尿路結石症診療ガイドライン2013年版』

日本泌尿器科学会と日本泌尿器内視鏡学会、日本尿路結石症学会が合同で作成しました。救急診療に関与する項目としては、診断、疼痛管理はもちろんのこと、再発予防も重要です。疼痛管理の第一選択は非ステロイド抗炎症薬（NSAIDs）、第二選択はペンタゾシンやモルヒネ製剤で、臭化ブチルスコポラミンはあくまで補助薬剤としての使用と認識すべきであると記載されています。尿路結石の5年再発率は約45％。再発予防の基本が水分摂取、肥満の防止、食生活の改善であることに加え、血液生化学検査や24時間尿化学検査に基づいた薬物療法について、具体的なエビデンスが記載されています。飲水については、食事以外に1日2L以上の水を摂取する指導が推奨されています。

### ●『アナフィラキシーガイドライン』

日本アレルギー学会が、2011年に世界アレルギー機構（WAO）が公開したアナフィラキシーガイドラインを基に、日本の実情に合わせて作成しました。最大のポイントは、「アナフィラキシーの初期対応に用いる薬物として、アドレナリンの筋注が第一選択薬である」という点です。また、臨床所見による重症度分類がなされており、重症度に応じてアドレナリンの適応を明確化している点も重要です。特に重症度分類の表は要チェックです。

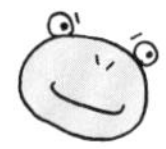

# 小児診療向けのガイドライン

## ●『熱性けいれん診療ガイドライン2015』

日本小児神経学会が作成しており、約20年ぶりに改訂されたガイドラインです。熱性痙攣は小児期に見られる神経疾患の中で最も多く、小児科医のみならず救急医、開業医など多くの医師がその診療に携わっています。ポイントは、(1) 血液検査、髄液検査、画像検査の適応が明記されている、(2) 発熱時の解熱薬使用が熱性痙攣再発を予防できるというエビデンスはなく、再発予防のための使用は推奨されていない、(3) 解熱薬使用後の熱の再上昇により熱性痙攣再発リスクが上がるというエビデンスはないと記載されている——の3点です。初期対応のフローチャートは要チェックです。

同じ日本小児神経学会が作成した「小児急性脳症診療ガイドライン2016」と「小児けいれん重積治療ガイドライン2017」も同学会のウェブサイトから無料で見られますので、興味がある方はチェックしてみてください。

## ●『エビデンスに基づいた子どもの腹部救急診療ガイドライン2017 (小児急性胃腸炎診療ガイドライン)』

日本小児救急医学会が作成しました。小児の急性胃腸炎は、日常診療において最も患児数が多い疾患といっても過言ではないでしょう。同ガイドラインが対象としている小児急性胃腸炎は、ウイルス性胃腸炎です。ポイントは、今まで本邦で明確に示されてこなかった経口補水療法が、治療法として大きな軸を担っていることです。嘔吐症状がある小児急性胃腸炎に対しても、経口補水療法は推奨されると記載されています。診療アルゴリズムと危険信号の表は要チェックです。

### ●『エビデンスに基づいた小児腸重積症の診療ガイドライン』

日本小児救急医学会の作成です。腸重積症は小児救急の代表的な疾患で、乳児が半数以上を占めること、絞扼性イレウスであり血行障害を伴うことから、適切に診断や治療がなされなければ重篤な合併症や生命の危機につながる恐れがあります。ポイントは国内外で初めて診断基準を提唱した点と、長年使用されていた非観血的整復のバリウム整復を行わないよう勧められるとした点です。診療フローチャートは要チェックです。

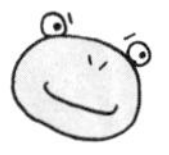

## 妊産婦診療向けのガイドライン

### ●『産婦人科診療ガイドライン産科編2017』

日本産科婦人科学会と日本産婦人科医会が合同作成しました。産科診療における重要な課題を全て網羅することを目指しているため、多くは産婦人科医向けの内容となっていますが、救急医にも関連し、共通認識を持っておくべき内容を含んでいます。

具体的には、妊婦・授乳婦への薬物投与や放射線被曝、そして救急医が特に重要な役割を担うべき産科危機的出血と妊産婦の心停止です。妊産婦の心停止への対応のフローチャートと「産科危機的出血への対応指針2017」から引用されている産科危機的出血への対応のフローチャートは要チェックです。

併せて21のガイドラインを紹介しました。感染症や外傷から小児・妊産婦まで多岐にわたっています。皆さんはこのうちいくつ知っていましたか。いずれも救急診療でよく出くわす疾患に関するガイドラインではないでしょうか。また、ガイドラインは新しいエビデンスの出現に合わせて定期的に改訂されるため、その存在はもちろんのこと、改訂に関する情報と変更点についても知っておくことが重要です。ちなみに「外傷初期診療ガイドライン」「熱傷診療ガイドライン」「頭部外傷治療・管理のガイドライン」は改訂準備中のようですので、実際に改訂が行われましたら、ぜひupdateしてください。



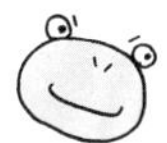

## 最後に

救急診療の段階では、ガイドラインに記載されているような突っ込んだ検査や治療までは行われないことが多いのではないかと思われるかもしれませんが、専門科に紹介後や入院後に行われる検査や治療に関心を持つ意味で、目を通しておく必要があると考えます。

ここでは、救急診療に特に関わりが強いものを厳選してみました。私が普段診療しているICUの領域だけでも、「ARDS診療ガイドライン」や「日本版重症患者の栄養療法ガイドライン」など、紹介しきれなかったものが多数あります。内科や外科領域でも様々なガイドラインが出ていますので、これを機にガイドラインにより興味を持っていただけたらうれしいです。「Mindsガイドラインライブラリ」で様々な分野のガイドラインが検索できますので、ぜひご参照ください。

（竪 良太）

# おわりに

全部で53のER Tipsを紹介しましたが、いかがでしたでしょうか。ERでの診療ですぐに実践できる小技にとどまらず、トラブル時の対応や教育、管理運営に役立つものまで、誰もが関心のあるテーマがそろったと思います。

この書籍の執筆者はEM Allianceのメンバー13名で構成されています。その中で、私はメンバー全体の取りまとめ役を担当しました。最初に取り掛かった仕事はER Tipsとなるテーマを集めることでしたが、どのメンバーからも「これやこれのテーマについて書きたい！」と提案があり、すぐに十分な量が集まりました。日頃の診療のコツについて、こんなにも伝えたいことがあるんだなあと、とても感心したのを覚えています。

誰がどのテーマを担当するかが決まると、次は原稿を書くことになります。EM Allianceとしての書籍なので、1本の原稿に対してメンバー13名の目を通す必要があります。内容に誤りがないか、エビデンスは最新のものか、分かりにくい表現はないかなどを全員でレビューしました。メンバーはそれぞれ所属が異なり離ればなれですから、このレビュー作業をどうすれば効率良くできるか悩みましたが、最終的にGoogleドライブでWordファイルを共有することにしました。アップされた原稿に、メンバーが各自コメントを書き込むというスタイルです。執筆者は、誰がどの箇所にどんなコメントを残したかを一覧することができ、どう修正するとよいかがすぐに分かります。このようなレビューを経て、より質の高い内容に仕上がりました。

メンバーの思いが詰まったER Tips。救急に関わる医師にとっては、日頃の診療に役立つものだと確信しています。また、学生の皆さんにとっては、救急の世界を面白いと思うきっかけになれば幸いです。最後までお読みいただきありがとうございました。

EM Allianceのウェブサイト（https://www.emalliance.org/）もぜひのぞいてみてください。

近藤 貴士郎

## p. 074　ER Tips 12　食事に有害植物が混入？ 植物性自然毒を見抜くには

**図2** ニホンズイセン（提供：多田多恵子氏、図３も）

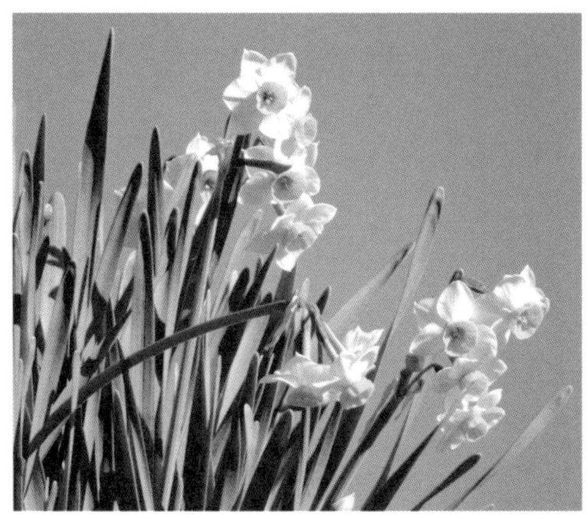

## p. 076　ER Tips 12　食事に有害植物が混入？ 植物性自然毒を見抜くには

**図3** ヤマトリカブト

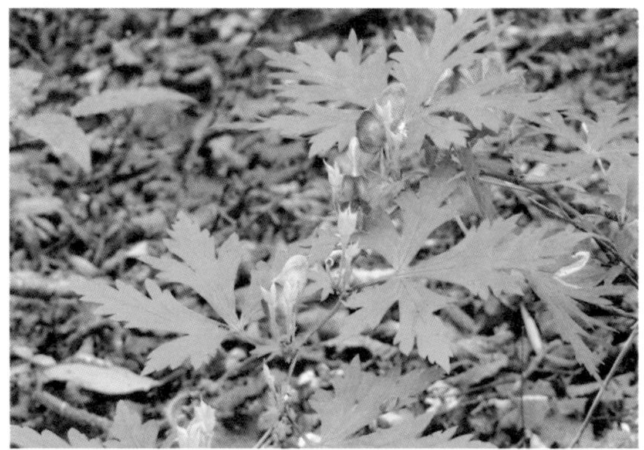

## p.108 ER Tips 18 眼科のマイナー救急 見逃すと厄介な超マイナー疾患

**図1** 細隙灯顕微鏡の所見（左眼）

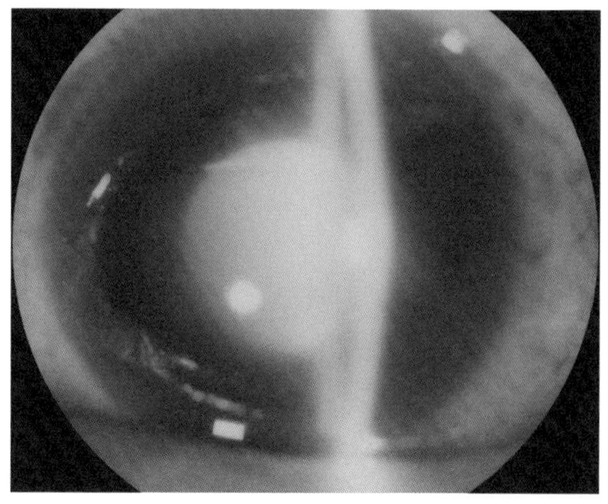

## p.267 ER Tips 49 災害時のトリアージを知っておこう

**図1** トリアージタグ

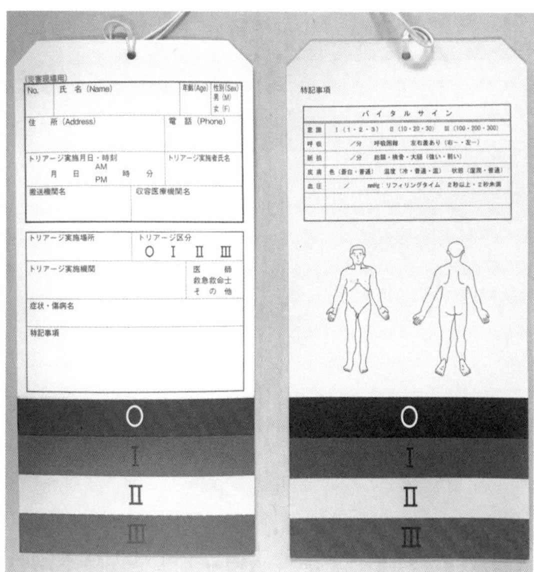

EM Allianceの
知っ得、納得！
ER Tips

2021年 3月22日　初版第1刷発行

著　　者　EM Alliance
編　　集　日経メディカル（今滿 仁美）
発 行 者　原田 衛
発　　行　日経BP
発　　売　日経BPマーケティング
〒105-8308
東京都港区虎ノ門4-3-12

イラスト　やまもと 妹子
デザイン　LaNTA
印刷・製本　大日本印刷株式会社

© gyro/iStock/Getty Images Plus


ISBN978-4-296-10905-0